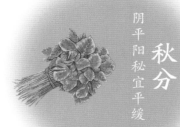

秋分
阴平阳秘宜平缓

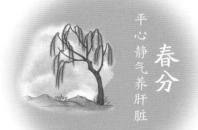

春分
平心静气养肝脏

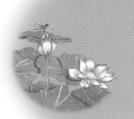

夏至
腠理开泄寒邪侵

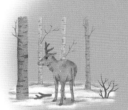

冬至
气始冬至调平衡

甲状腺健康管理手册

史明忠　张海洋 ◎主编

 吉林科学技术出版社

图书在版编目（CIP）数据

甲状腺健康管理手册 / 史明忠，张海洋主编. -- 长春 : 吉林科学技术出版社，2022.4
ISBN 978-7-5578-7904-4

Ⅰ. ①甲… Ⅱ. ①史… ②张… Ⅲ. ①甲状腺疾病—防治—手册 Ⅳ. ①R581-62

中国版本图书馆CIP数据核字(2020)第225546号

甲状腺健康管理手册
JIAZHUANGXIAN JIANKANG GUANLI SHOUCE

主　　编	史明忠　张海洋	
副 主 编	刘　颖　韩　瑜	
出 版 人	宛　霞	
责任编辑	孟　盟　朱　萌	
装帧设计	长春美印图文设计有限公司	
制　　版	长春美印图文设计有限公司	
幅面尺寸	167 mm×235 mm	
开　　本	16	
字　　数	200千字	
印　　张	12.5	
页　　数	200	
印　　数	1-7 000册	
版　　次	2022年4月第1版	
印　　次	2022年4月第1次印刷	

出　　版　吉林科学技术出版社
发　　行　吉林科学技术出版社
地　　址　长春市福祉大路5788号
邮　　编　130118
发行部电话/传真　0431-81629529　81629530　81629531
　　　　　　　　　　81629532　81629533　81629534
储运部电话　0431-86059116
编辑部电话　0431-81629518
印　　刷　吉广控股有限公司

书　　号　ISBN 978-7-5578-7904-4
定　　价　45.00元

前言
FOREWORD

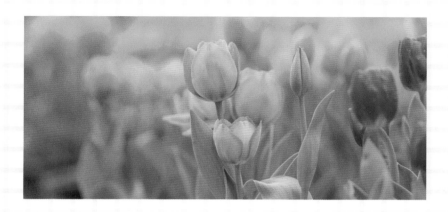

　　甲状腺疾病属于一种临床常见的内分泌系统疾病，主要包括单纯性甲状腺肿、甲状腺功能亢进症、甲状腺功能减退症、甲状腺炎、甲状腺结节及甲状腺肿瘤等，严重威胁人类的身体健康。近年来，甲状腺疾病患病率正逐年增加，中华医学会内分泌学会在2019年完成的一项调查结果显示，甲亢的患病率是1.22%，甲减的患病率是13.95%，甲状腺结节患病率是20.43%。甲状腺结节中有5%～15%会发展为甲状腺肿瘤。

　　一年分春夏秋冬四季，四季中有二十四节气周而复始。每个节气的到来，都预示着气候的变化，同时也暗示着物象的更新交替。二十四节气所反映的物候特征说明了自然界的一切生活都与节气密切相关。人是自然界的一部分，人体的五脏六腑、四肢百骸、五官九窍、筋骨皮肉等组织的功能活动无不受节气变化的影响。因此，古往今来的养生家们都十分注重节气养生，并把天人合一的养生观作为不违天时、顺道而行的重要法则。司马迁在《史记·太史公自序》中说："夫春生夏长，秋收冬藏，此天道之大经也。弗顺则无以为天下纲纪。"《黄帝内经》中也说："故阴阳四时者，万物之始终也，死生之本也，逆之则灾害生，从之则苛疾不起，是谓得道。"因此，人们无论养生还是治病都要遵循天人合一的传统养生理念，顺从四时阴阳节气的变化，懂得如何来适应气候的变化，有效地保养身体，防御疾病的侵害。

本书以一年之中的二十四节气为主线，详细介绍了每个节气的气候特点和变化规律，以及甲状腺疾病患者在这个节气里如何顺应时令变化，进行起居、运动、情志养生。另外，本书还有对各种甲状腺疾病的认知、中医视角和穴位调治等内容，用来指导甲状腺疾病患者进行自我健康教育、养生保健和食疗。

本书集科学性、实用性于一体，图文并茂，通俗易懂，都是甲状腺疾病患者在日常治病和健康保养过程中应该了解的医学常识，对于指导患者在一年中不同节气的饮食、运动、起居与情绪调节有一定的意义。

由于我们的水平有限，若书中存在错误和不足之处，敬请读者批评指正。

目录
CONTENTS

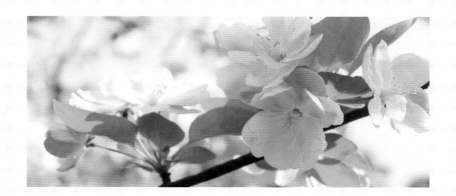

立春

一候东风解冻 ● 二候蛰虫始振 ● 三候鱼陟负冰

东风解冻 东风代指春风，春天来了，气温逐渐回升，春风吹过，冰雪消融的大地开始变暖。

蛰虫始振 蛰指动物冬眠，藏起来不吃不动，振有抖动、摇动的意思。立春5日后，藏在洞中冬眠的虫类开始摇动，慢慢苏醒，迎接春天的到来。

鱼陟负冰 陟有上升的意思，负是背负、背着。立春后10日，河里的冰开始融化，水面温度升高，鱼从水底向水面游动，此时水面还有没完全融化的碎冰块，像被鱼背着一样漂浮在水面。

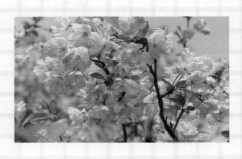

立春一般在每年公历的2月3日或4日，是反映季节变化的节气。"斗指东北，维为立春，时春气始至，四时之卒始，故名立春。"《月令七十二候集解》："正月节，立，建始也。""立"是"开始"的意思，春字从"艹"，形容春草破土萌发，下面"日"字，表明这一切变化都是太阳带来的。我国以立春为春季由此开始，立春揭开了春天的序幕，表示万物复苏从春季开始。立春之后，白昼变长，天气变暖，日照和降雨也处于一年中的转折点，春耕开始了，预示着春到人间。

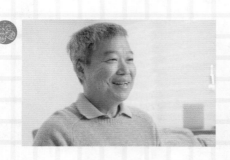

立春节气的养生，要遵循养肝护阳的原则，保护体内渐生的阳气。起居方面应早起晚睡，但晚睡不要超过23时。注意避免过度运动，以微汗或无汗为宜。衣着宜"下厚上薄"，下体宁过于暖，上体无妨略减。注意腹部防护，防止春季风邪侵袭胃肠致肠鸣、腹泻。在心理调适上，要顺应春季升发之性以及肝气调达之性，心态平和，力戒暴怒，保持愉快心情。肝主目，立春过后，要经常做眼部保健，反复搓热双手熨眼，然后将眼睛左右旋转9遍，紧闭双眼数秒后，猛睁开眼，这样可以去除眼中风火，可很好缓解甲状腺疾病患者的眼部症状。中医认为，甲状腺疾病的发生，与体质、情志、饮食密切相关，而肝主疏泄，可调畅情志，肝气郁结、肝气犯胃、肝火上炎均可导致疾病发生。因此，从立春开始，就要养肝。

【疾病认知】

甲状腺的位置、形态及功能

甲状腺位于甲状软骨下方，气管两旁，形状犹如蝴蝶，重量在20～30克之间，是人体最大的内分泌腺。当人吞咽时，甲状腺会随食管、气管

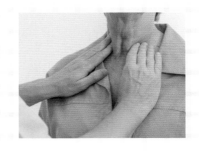

活动而上下移动。正常人的甲状腺很薄，是看不见、摸不着的，只有当腺体肿大或者出现结节性改变时，才可能出现颈部的外观变化。甲状腺的功能是分泌甲状腺激素，包括甲状腺素（T4）和三碘甲状腺原氨酸（T3）。甲状腺激素的分泌是在促甲状腺激素调控下进行的。甲状腺激素对人体糖、脂肪、蛋白质、维生素和钙磷代谢具有重要的调节作用。另外，甲状腺激素还有产热效应，是维持机体能量代谢最重要的激素。不仅如此，甲状腺激素还能促进人体的生长发育、组织形态分化成熟和生长激素的分泌。所以说，甲状腺是人体必不可少的内分泌腺。

甲状腺疾病的中医病名记载及分类

我国是最早记述甲状腺疾病的国家，有关于甲状腺疾病的研究已有2000多年的历史。中医学认为，甲状腺疾病可归属于"瘿""瘿瘤""瘿

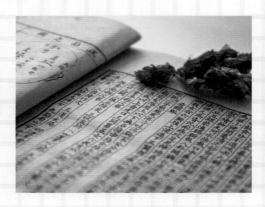

病"范畴。公元前七世纪的《山海经》中就有瘿之记载，战国时期的《庄子·德充符》中记述了"瘿"的病名，《吕氏春秋》不仅记载了瘿的存在，而且观察到瘿的发病与地理环境有关。对于瘿病的病因和分类，《诸病源候论》指出瘿的发生与情志、饮食、地域环境因素有关，把瘿分为血瘿、息肉瘿和气瘿三种，并首次提出手术治疗息肉瘿，而后，薛立斋又将瘿分为筋瘿、血瘿、肉瘿、气瘿和石瘿5种。对于瘿病的治疗，古人提出用含碘药物和动物的甲状腺治疗瘿病，如汉代的《本草经》中认为海藻酒能"治瘿瘤结气"，孙思邈所著的《千金方》中有用昆布治疗瘿病的记载，王焘在《外台秘要》一书中介绍了治疗瘿病的36种药物，《普济方》一书中记载用动物的甲状腺治疗瘿病，《本草纲目》中也明确指出了海藻、昆布、海带是治疗瘿病的主药。

【中医调治】

针灸治疗甲状腺疾病的机理

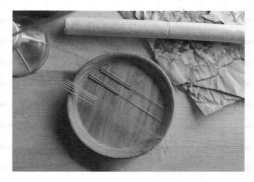

针灸疗法的理论基础是中医的经络学说，通过针刺或艾灸经络上的穴位，可调节相应脏腑功能、传导感应、协调阴阳，这种调节呈双向良性，使脏腑功能趋向平衡协调。因此，针灸对甲状腺功能有良性双向调节作用。当甲状腺功能减退时，针灸可增强甲状腺功能；当甲状腺功能亢进时，针灸又可降低甲状腺功能，使之趋于正常。在具体穴位选择上，针灸气舍、天突、合谷穴治疗地方性甲状腺肿大可使颈围缩小，症状减轻或消失，尿中排碘量降低，同时提升甲状腺对碘的吸收和利用能力。针灸天突、廉泉、合谷穴可使甲状腺功能亢进伴有甲状腺肿大患者的甲状腺缩小，症状减轻或消失，基础代谢明显降低，对甲状腺功能有明显抑制作用。

【应时而食】

春季食养的总原则是营养多样化，油腻、清淡皆不可取。立春的饮食应以"辛甘发散之品"为主，其中芽菜是升发之品的代表，如豆芽、香椿芽、姜芽等，因其本身具有将植物沉积物质发散出来的特点，故可借助芽菜的力量帮助人体发散。此外，要兼顾"春夏养阳"及"春季养肝"的养生特点，多吃温补阳气、养肝柔肝疏肝的食物，如韭菜、葱、姜、蒜、豆豉、萝卜、茼蒿、芋头、蘑菇、鸡肉、香菜、花生等。

甲状腺疾病患者应均衡饮食，适量摄入提高免疫力的食物，如豆制品、牛肉、青椒、鸡蛋，其中含有优质蛋白质、硒可提高人体免疫力，增强体质。推荐蒸三文鱼，因其富含钾，可缓解焦躁情绪。青椒富含维生素C，可以提高机体免疫力，缓解压力，又富含钾，有助于稳定情绪，预防和辅助治疗甲状腺结节。

【药膳厨房】

拌海带丝

原料：水发海带100克，猪瘦肉100克，青、红辣椒各50克，辣椒油、香油、姜丝、葱丝、盐、醋各适量。

做法：猪瘦肉切丝，沸水中煮熟备用。青、红辣椒切丝，水发海带切丝，沸水焯一下，捞出后沥干水分，和已经焯好的熟肉丝放到盘中，加入盐、醋、香油拌匀。炒锅放在火上，倒入辣椒油、香油后烧热，然后把姜丝、葱丝、青红辣椒丝一并放入，煸炒，1~2分钟后盛出，倒入装有海带丝、肉丝的盘中一起拌匀，即可。

功效：清热降火，化痰消瘿。适用于单纯缺碘性甲状腺肿大患者食用。

甲状腺功能检查结果

项目	检查数值	正常值	临床意义
促甲状腺激素（TSH）		0.3～5.0mIU/L	升高：原发性甲状腺功能减退症、伴有甲状腺功能低下的桥本甲状腺炎、外源性促甲状腺激素分泌肿瘤（肺、乳腺）、亚急性甲状腺炎恢复期 降低：见于甲状腺功能亢进、垂体性甲状腺功能低下、非促甲状腺激素瘤所致的甲状腺功能亢进
游离三碘甲状腺原氨酸（FT3）		2.0～6.6pmol/L	升高：见于甲状腺功能亢进 降低：见于甲状腺功能减退、慢性活动性肝炎、原发性胆汁性肝硬化等
游离甲状腺素（FT4）		10.3～31.0pmol/L	升高：见于甲状腺功能亢进 降低：见于甲状腺功能减退
三碘甲状腺原氨酸（T3）		1.6～3.0nmol/L	升高：见于甲状腺功能亢进，三碘甲状腺原氨酸型甲状腺功能亢进危象早期、缺碘性甲状腺肿、高甲状腺素结合球蛋白血症 降低：见于甲状腺功能减退、低甲状腺素结合球蛋白血症等
甲状腺素（T4）		65～155nmol/L	升高：甲状腺功能亢进症、高甲状腺素结合球蛋白血症、急性甲状腺炎、亚急性甲状腺炎、急性肝炎等 降低：甲状腺功能减退症、地方性甲状腺肿大、甲状腺炎全切术后、低甲状腺素结合球蛋白血症等

请记录
身体各项指标的测量结果

单位/指标	记录周期														
	1	2	3	4	5	6	7	8	9	10	11	12	13	14	15
请填写 **体 重 记 录**															
千克															
请填写 **BMI计算结果**															
数值															
请勾选 **饮 食 记 录**															
过饱															
正常															
不足															
请勾选 **运 动 记 录**															
过量															
正常															
不足															
请勾选 **情 绪 记 录**															
开心															
正常															
忧伤															

注：BMI是体重的指数。BMI=体重（kg）/身高^2（m^2），成年人BMI的正常值在18.5～23.9之间，BMI<18.5是偏瘦，24≤BMI<28是偏胖，28≤BMI≤32是肥胖，BMI>32是过度肥胖。

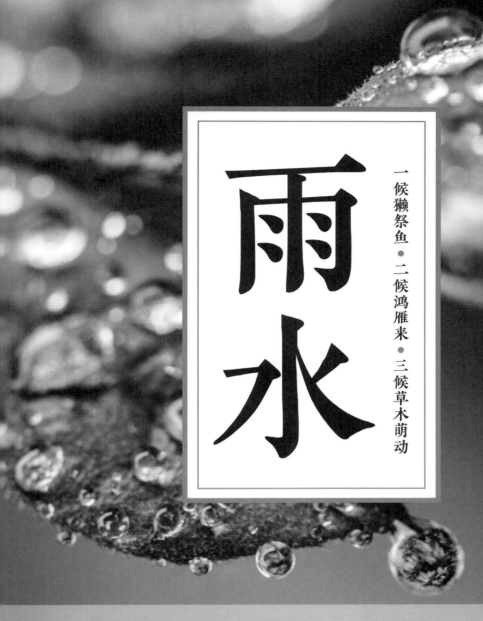

雨水

一候獭祭鱼 • 二候鸿雁来 • 三候草木萌动

獭祭鱼　春天到了，小动物们开始外出活动。其中，可爱的水獭喜欢吃鱼。水獭抓到鱼之后，会整齐地摆放在岸上，等到抓够数量才开始食用。岸上的鱼很像人们在祭祀时摆放的祭品，这才有了獭祭鱼这个物候。

鸿雁来　雨水5天过后，因北方天气寒冷飞到温暖南方的大雁开始从南方飞往北方，候鸟是随着天地阴阳之气的流转而往来，以适应气候。

草木萌动　再过5天，天地间阴阳交泰，出现生机，草木萌动，伴随着春雨，小草悄悄钻出地面，树木渐渐长出嫩芽，放眼望去，满眼都是绿油油的，一片春意盎然。

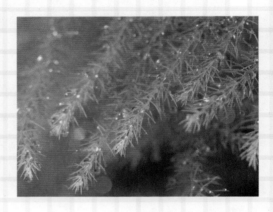

【节气概述】

雨水一般在每年公历的2月18日或19日，是反映降水性质和程度的节气。"斗指壬为雨水时，东风解冻，冰雪皆散而为水，化而为雨，故名雨水。"《月令七十二候集解》："正月中，天一生水。春始属木，然生木者必水也，故立春后继之雨水。"这个时节气温回升，冰雪融化，降水也随之增多。雨水节气前后，万物开始萌动，我国大部分地区气温上升，人们可以真切地感受到春意。"好雨知时节，当春乃发生"，在"润物无声"的春雨中，草木随地中阳气的上腾而开始抽出嫩芽，于是便有了"天街小雨润如酥，草色遥看近却无"的景象。

【节气养生】

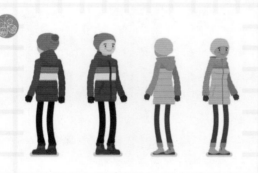

雨水节气的养生，要遵循防寒健脾的原则。雨水前后，"乍暖还寒"，容易发生"倒春寒"，因此要注意防寒保暖，不可过早地脱去棉衣。春季肝的功能比较活跃，肝气旺盛则会脾胃受损，加之雨水节气之后，外湿渐生，地湿渐腾，湿邪最易困脾，阻碍脾胃气机，可引起消化不良、食欲不振，甚则腹泻、腹痛等症。尤其对于甲状腺疾病兼有腹泻、便溏的患者，更要注意精神调摄，平心静气，以使志生，防止肝气不舒，影响脾胃运化，出现精神抑郁及消化道症状。因此，雨水节气的养生，依然以调畅情志为第一要素。同时注意防寒祛湿，顾护脾胃，因"脾胃伤则元气衰，元气衰则折寿"。

【疾病认知】

甲状腺疾病都有哪些

顾名思义，甲状腺疾病就是甲状腺本身出现了功能或形态上的改变。临床上最常见的疾病有甲状腺肿、甲状腺功能异常、甲状腺炎、甲状腺结节或肿瘤。甲状腺肿包括单纯性和地方性两种，一般不伴有甲状腺激素的异常，除了有甲状腺肿大这一症状之外，往往无其他症状；甲状腺功能异常包括甲状腺功能亢进和甲状腺功能减退，即甲亢和甲减；甲状腺炎以亚急性甲状腺炎和慢性淋巴性甲状腺炎多见，前者简称为亚甲炎，后者又称桥本病；甲状腺结节是指在甲状腺内的肿块，可随吞咽动作上下移动，可以是甲状腺肿瘤，也可以由其他非肿瘤性疾病引起。甲状腺肿瘤是头颈部常见的肿瘤，以良性居多，恶性者占5%～14%。

中医对甲状腺病名的考辨

瘿是所有甲状腺疾病的总称。其特点是发于甲状腺部，或为漫肿，或为结节，或有灼痛，多皮色不变。

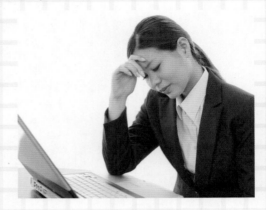

1.气瘿：颈部漫肿，肿块柔软无痛，可随喜怒而消长，相当于单纯性甲状腺肿及部分地方性甲状腺肿或甲状腺功能亢进症。以甲状腺肿大为主要表现。

2.肉瘿：指肿块局限且触感较韧的瘿病，相当于甲状腺腺瘤、甲状腺囊肿，亦可归属为痰瘤。病初肿块多不大，质韧，且无明显全身症状，病至中期痰瘀互结，肿块变硬，仍局限。

3.瘿痈：症见局部肿块，灼热、肿胀、疼痛，相当于现代医学的急性化脓性甲状腺炎。表现为甲状腺肿，肿块难消，可随吞咽上下移动，局部红、肿、热、痛，甚至化脓。

4.痛瘿：是以颈前下部疼痛为主要症状的瘿病，相当于亚急性甲状腺炎。腺体质坚，多伴有触痛及放射痛或吞咽时疼痛加重。

5.石瘿：是指颈部结节或肿块，坚硬如石，表面凹凸不平，推之不移，伴有疼痛，是瘿病中较严重的一种，可由肉瘿等发展而成。相当于现代医学的桥本甲状腺炎、结节性甲状腺肿、甲状腺癌等。

【穴位调治】

甲状腺疾病病位所属经脉与循经取穴

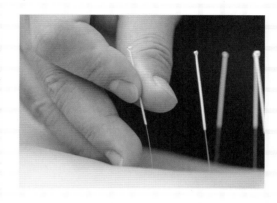

甲状腺疾病的病位在颈部前方喉结两侧，为手、足阳明经脉所过，足厥阴肝经亦上循喉咙之后，颈前为任脉所主，手太阴肺经与足少阳胆经的循行也与颈部相关，这些经脉或"上颈""循喉咙"，或"循颈""至咽喉"。甲状腺疾病的发生多与气血凝滞有关，阳明经多气多血，善于调和循行所过之处的气血，故可促进颈部肿物的消散。任脉为"阴脉之海"，可调节阴经气血，其"循腹里，上关元，至咽喉"，可治疗颈前病变。手太阴肺经可治疗肺系病证，肺居胸中，主一身之气，故取肺俞穴可调畅气机，通络散结。少阳经是阳气初生之经，可调和阴阳，足少阳胆经"下耳后，循颈"，故可治疗颈部结喉旁的病变。由此可见，在治疗甲状腺疾病时多用循行经过颈部经脉上的俞穴，体现出"经脉所过，主治所及"的治疗规律。

【应时而食】

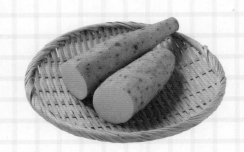

春夏养阳，雨水时节的食疗养生应以养阳为主，侧重于调养脾胃与祛风除湿。药王孙思邈认为"春时宜食粥"，粥为米水熬制，可补养脾胃，益胃生津。雨水节气前后，仍然要以少酸多甘为原则，以养脾脏之气，化生阳气，甘味食物如韭菜、茼蒿、山药、春笋、香椿、萝卜等。应多吃新鲜水果、蔬菜，防止由于气候转暖，风多物燥导致的皮肤、口唇干燥等现象，如苹果、香蕉、雪梨、菠萝等。甲状腺疾病患者建议平时多摄入一些抗压减压、舒缓心情的食物，如香蕉、西红柿、牛奶、豌豆等。香蕉富含钾、镁等多种矿物质，能有效缓解紧张、压抑的情绪，并能缓解疲劳，对改善甲状腺结节有益，但不宜空腹食用。

【药膳厨房】

金橘山药小米粥

原料：鲜山药100克，小米50克，金橘片20克，白糖15克。

做法：鲜山药去皮，切片，与金橘片及淘洗干净的小米同入锅，加适量水，用大火煮开，用小火熬成稠粥，加入白糖即可。

功效：疏肝健脾，适用于甲状腺疾病并伴有肝郁脾虚症状者。

甲状腺功能检查结果

项目	检查数值	正常值	临床意义
促甲状腺激素（TSH）		0.3～5.0mIU/L	升高：原发性甲状腺功能减退症、伴有甲状腺功能低下的桥本甲状腺炎、外源性促甲状腺激素分泌肿瘤（肺、乳腺）、亚急性甲状腺炎恢复期 降低：见于甲状腺功能亢进、垂体性甲状腺功能低下、非促甲状腺激素瘤所致的甲状腺功能亢进
游离三碘甲状腺原氨酸（FT3）		2.0～6.6pmol/L	升高：见于甲状腺功能亢进 降低：见于甲状腺功能减退、慢性活动性肝炎、原发性胆汁性肝硬化等
游离甲状腺素（FT4）		10.3～31.0pmol/L	升高：见于甲状腺功能亢进 降低：见于甲状腺功能减退
三碘甲状腺原氨酸（T3）		1.6～3.0nmol/L	升高：见于甲状腺功能亢进，三碘甲状腺原氨酸型甲状腺功能亢进危象早期、缺碘性甲状腺肿、高甲状腺素结合球蛋白血症 降低：见于甲状腺功能减退、低甲状腺素结合球蛋白血症等
甲状腺素（T4）		65～155nmol/L	升高：甲状腺功能亢进症、高甲状腺素结合球蛋白血症、急性甲状腺炎、亚急性甲状腺炎、急性肝炎等 降低：甲状腺功能减退症、地方性甲状腺肿大、甲状腺炎全切术后、低甲状腺素结合球蛋白血症等

身体各项指标的测量结果

单位/指标	记录周期														
	1	2	3	4	5	6	7	8	9	10	11	12	13	14	15
请填写 体 重 记 录															
千克															
请填写 BMI计算结果															
数值															
请勾选 饮 食 记 录															
过饱															
正常															
不足															
请勾选 运 动 记 录															
过量															
正常															
不足															
请勾选 情 绪 记 录															
开心															
正常															
忧伤															

注：BMI是体重的指数。BMI=体重（kg）/身高^2（m^2），成年人BMI的正常值在18.5～23.9之间，BMI<18.5是偏瘦，24≤BMI<28是偏胖，28≤BMI≤32是肥胖，BMI>32是过度肥胖。

惊蛰

一候桃始华 • 二候仓庚鸣 • 三候鹰化为鸠

桃始华 桃，果实名，多年生木本植物，粉红色花。"华"通"花"，在这里是开花的意思。惊蛰之后5天，粉红色的桃花开放。

仓庚鸣 仓庚即黄鹂，通体黄色，带有黑色花纹的鸟，叫声欢快明亮，被称为"小小歌唱家"。惊蛰时节，黄鹂感受到春天的气息，在树枝上跳来跳去，尽情歌唱。

鹰化为鸠 鹰，鹞鹰属，泛指猛禽；鸠即布谷，一种灰色的鸟类，大小与鸽子相仿。古人认为鸟类感知季节变化，春天鹰化为鸠，而秋天鸠化为鹰。

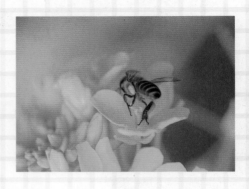

【节气概述】

惊蛰一般为每年公历的3月5日或6日，是反映自然界物候变化的节气。"斗指丁为惊蛰，雷鸣动，蛰虫皆震起而出，故名惊蛰也。"《月令七十二候集解》中说："二月节，万物出乎震，震为雷，故曰惊蛰。是蛰虫惊而出走矣。"这时气温回升较快，开始有春雷萌动，钻到泥土里越冬的小动物被雷声惊醒出来活动，"启户始出"，故称惊蛰。此时气温转暖，春回大地，雷声隆隆，万物复苏，中国大部分地区进入春耕季节。所谓"微雨众卉新，一雷惊蛰始"。

【节气养生】

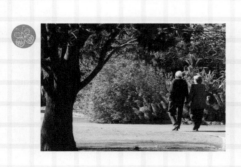

惊蛰节气的养生，要以调和阴阳为原则，保证睡眠充足，为白天活动提供充足精力。此时逢"九九"到九尽，因此要根据天气变化增减衣物。这一时期，人体肝阳之气渐升，阴血相对不足，要遵循自然界顺应万物始生的特点，使自身的精神、情志、气血也如春日一样舒展畅达。惊蛰时天气变幻无常，很容易让人情绪波动，心神不安。怒气伤肝，加重精神疾患，尤其甲状腺疾病患者本就情绪抑郁、闷闷不乐，或烦躁易怒、性情冲动，若调理不当，可加重病情。此外惊蛰节气，人体脏腑功能顺应节气特点，功能活动较低，关节、肌肉尚处在"苏醒早期"，不适宜剧烈运动，建议徒步、慢跑、登山、打太极拳等健身方法。

引起甲状腺疾病的原因

1.精神压力大、情志失调。如长期精神忧虑、情绪焦躁、脑神经紧张等，都会导致甲状腺疾病的发生。

2.摄入的碘过多或不足。碘是合成甲状腺激素的重要物质，而饮食中的碘元素对甲状腺的影响最大，摄入的碘过多或不足都会引起甲状腺病变。缺碘可引起甲状腺肿大，甲状腺功能减退；而过量摄入碘，会引起碘源性甲亢。

3.环境因素。甲状腺是人体内非常敏感的内分泌器官，外界环境因素，如空气、水、土壤和食物中的有害化学物质都有可能刺激甲状腺，诱发甲状腺疾病。

4.过度劳累。四肢无力、头昏目眩、疲惫乏力等症状说明人体处于透支状态，这种情况下，甲状腺的负担加重，人体的免疫力会降低，长此以往会导致甲状腺发生病变。

5.遗传因素。遗传因素对甲状腺疾病有着至关重要的影响。家族遗传性酶缺陷易引起甲状腺激素合成障碍，诱发甲状腺疾病。

6.药物所致。长期服用一些药物也会引起甲状腺肿大。例如磺胺药、保太松等药物和碘药剂都会影响甲状腺素的合成与分泌，导致甲状腺肿大。

7.其他因素。感染、发育不良和垂体肿瘤都容易引起急性甲状腺炎、甲状腺先天异常和垂体性甲亢。

中医对甲状腺疾病的病因病机认识

中医将甲状腺疾病统称为瘿病。瘿病累及五脏，始动在肝。肝失疏泄，气机郁滞，气滞者血瘀、津停，郁久化火，煎津为痰，加之肝郁乘脾土，脾失健运，聚津生痰；化火者不仅首伤肝阴，且肝肾同源而下灼肾水、木火刑金而上灼肺津、肝火乘阳土而中伤胃津、母病及子而扰伤心阴。肝逆者，上逆则阴虚动风，头晕目眩、手颤；肝气夹痰上逆，湿痰上注于目则突眼。

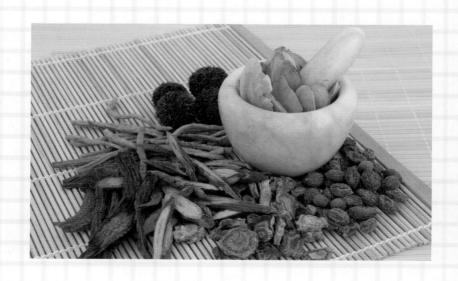

瘿病病机错综复杂，虽有气、痰、瘀交结壅滞之共性，但更有其热盛伤阴、痰火交结、阳虚痰凝血瘀、气滞痰瘀凝结等明显之差异。瘿病伴甲亢者，其病机以气阴两虚、气火痰瘀壅滞为主；瘿病伴甲减者，其病机以脾肾阳虚、痰凝血瘀为主；单纯甲状腺肿块之瘿病者，其病机以气滞、痰凝、血瘀，气、痰、血交结壅滞为主。瘿病病机不同，故治法方药各异。

【中医调治】

甲状腺疾病针灸治疗的选穴规律

1.治疗甲状腺疾病注重近部选穴。因选取近部腧穴能疏通病变部位经气，促进气血调和，可最大限度地发挥消肿散结的作用，所以所选腧穴多分布于颈项部和上肢部，常使用的腧穴有天突、肩髃、气舍、天府、臑会等。

2.腧穴间配伍以局部配穴为主。甲状腺疾病常使用的腧穴组合为臑会-气舍、天府-气舍、天突-肩髃。

3.在特定穴的选取中，重视交会穴的使用。因交会穴不仅能治疗本经病变，还能兼治所交会经脉的病变，具有一穴多能、治疗范围广泛的特点。

4.在治疗过程中应多用灸法。因气得温则行，气行则血亦行，灸法能使气机通调，营卫和畅，故瘀结自散。

5.在选穴时应根据辨证选穴。气郁痰阻证选太冲、内关，痰结血瘀证选中脘、血海，肝火上炎证选期门、行间，阴虚火旺证选太溪、照海。

【应时而食】

惊蛰时节的食疗养生，要以温热健脾、多甘少酸为原则，主要是培阴固阳，以清淡类食物为主，补益正气的粥食为辅。宜食富含植物蛋白质、维生素的清淡食物，如芦荟、水萝卜、苦瓜、木耳、芹菜、春笋等，亦可食枇杷、百合、银耳、罗汉果、蜂蜜、大枣、山药等甜食以养脾。可以适当吃些食性温和、助阳升发的辛温之品，如韭菜、洋葱、芋头、香菜、生姜等，驱散风寒，助阳升发。因惊蛰日后，冬季蛰伏的昆虫苏醒，过冬的虫卵开始孵化，细菌和病毒活跃，因此不宜吃未煮熟的贝壳类等水产品。甲亢患者同样应少食煎、炸食品，不建议食用热性、辛辣刺激性食物，如大蒜、辣椒、花椒、生葱等，忌用咖啡、浓茶、酒类等兴奋性饮品，否则会使高度兴奋的身体更加亢奋，导致心率加快。

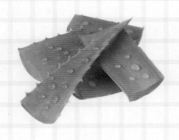

【药膳厨房】

凉拌海蜇

原料：海蜇头250克，酱油、香油、醋、姜末、葱花、味精各适量。

做法：将海蜇头粗洗1遍，冷水浸泡4~6小时，捞出后洗净，切小块，盛碗，加酱油、香油、醋、姜末、葱花、味精拌匀即可。

功效：化痰利水，软坚散结。适用于单纯性缺碘性甲状腺肿大者。

甲状腺功能检查结果

项目	检查数值	正常值	临床意义
促甲状腺激素（TSH）		0.3~5.0mIU/L	升高：原发性甲状腺功能减退症、伴有甲状腺功能低下的桥本甲状腺炎、外源性促甲状腺激素分泌肿瘤（肺、乳腺）、亚急性甲状腺炎恢复期 降低：见于甲状腺功能亢进、垂体性甲状腺功能低下、非促甲状腺激素瘤所致的甲状腺功能亢进
游离三碘甲状腺原氨酸（FT3）		2.0~6.6pmol/L	升高：见于甲状腺功能亢进 降低：见于甲状腺功能减退、慢性活动性肝炎、原发性胆汁性肝硬化等
游离甲状腺素（FT4）		10.3~31.0pmol/L	升高：见于甲状腺功能亢进 降低：见于甲状腺功能减退
三碘甲状腺原氨酸（T3）		1.6~3.0nmol/L	升高：见于甲状腺功能亢进，三碘甲状腺原氨酸型甲状腺功能亢进危象早期、缺碘性甲状腺肿、高甲状腺素结合球蛋白血症 降低：见于甲状腺功能减退、低甲状腺素结合球蛋白血症等
甲状腺素（T4）		65~155nmol/L	升高：甲状腺功能亢进症、高甲状腺素结合球蛋白血症、急性甲状腺炎、亚急性甲状腺炎、急性肝炎等 降低：甲状腺功能减退症、地方性甲状腺肿大、甲状腺炎全切术后、低甲状腺素结合球蛋白血症等

身体各项指标的测量结果

单位/指标	记录周期														
	1	2	3	4	5	6	7	8	9	10	11	12	13	14	15
请填写 **体 重 记 录**															
千克															
请填写 **BMI计算结果**															
数值															
请勾选 **饮 食 记 录**															
过饱															
正常															
不足															
请勾选 **运 动 记 录**															
过量															
正常															
不足															
请勾选 **情 绪 记 录**															
开心															
正常															
忧伤															

注：BMI是体重的指数。BMI=体重（kg）/身高^2（m^2），成年人BMI的正常值在18.5～23.9之间，BMI<18.5是偏瘦，24≤BMI<28是偏胖，28≤BMI≤32是肥胖，BMI>32是过度肥胖。

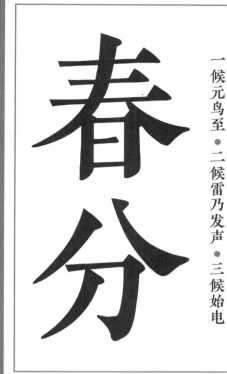

春分

一候元鸟至 ● 二候雷乃发声 ● 三候始电

元鸟至　元鸟即玄鸟，燕子的别名。春分之后，大地回春，燕子从南方飞回北方。
穿花衣的小燕子衔着泥巴，忙着为自己筑巢。

雷乃发声　古人认为雷声是阳气的声音，春分时节阳气增长但还不足以冲破阴气，所以
只能听到阵阵雷声。

始电　闪电是阳气的光芒，阳气微弱时看不见光芒，阳气旺盛时虽受到阴气抑制，
但仍然会发出闪电，寓意春分后阳气逐渐增多。事实上，雷电是一体的，只
能听见雷声或只能看见闪电，是由于闪电或雷声距离我们较远或能量较微
弱，没有被观察到或听到。

春分一般为每年公历的3月20日或21日，是反映天体运动变化规律的天文类节气。"斗指壬为春分，行约周天，南北两半球昼夜均分，又当春之半，故名春分。"《月令七十二候集解》："二月中，分者半也，此当九十日之半，故谓之分。"春分这天，太阳直射赤道，南北半球昼夜等长，季节相反，故有"春分秋分，昼夜平分"的谚语。春分过后，白昼渐长，气温回升很快，雨水渐多，气温变暖，人间春暖花开，莺飞草长，所谓"迟日江山丽，春风花草香。泥融飞燕子，沙暖睡鸳鸯"。

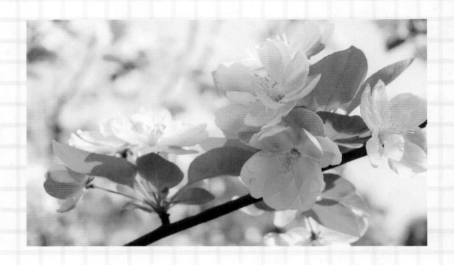

春分节气，阴阳相半，昼夜均，寒暑平。因此，春分节气的养生应顺应节气，调整阴阳，以平为期。春分时节，人的气血一半在里，一半在外，随着气温的升高，阳气渐盛，当体内气血从里往外走时，就会引发故疾。

阳虚体质的人，阳弱不能制阴，易发生五更泻。此时就应结合自身阴阳状况，使脏腑、气血、精气的生理运动与脑力、体力运动协调一致，达到平衡状态。

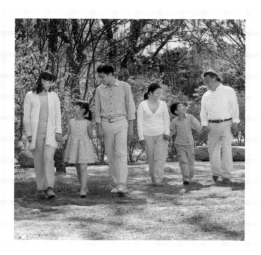

【疾病认知】

甲状腺疾病的高危人群

1.有家庭遗传史者：有些甲状腺疾病往往会带着遗传性，呈现出家族性特征，例如家族性甲亢。

2.多见于女性群体，因为女性激素对甲状腺功能及免疫状态的影响大于男性，以怀孕和分娩后的女性最为常见。患者常常出现内分泌紊乱，月经不正常，乃至有停经的现象，严重者还会导致不孕不育。女性若患有甲状腺疾病，需将病情控制稳定后，由医生判断是否可以妊娠。

3.缺碘、多碘者：在高原、山区的居民因生活中缺碘，往往成为主要的缺碘人群，很容易引起甲减等甲状腺疾病；而居住在沿海地区的居民因为生活中碘含量的充足，往往容易因补碘过多而导致甲亢、甲状腺肿大等疾病。缺碘、少碘都易引发相应的甲状腺疾病。

4.精神压力大的人群：随着社会的发展和竞争的激

烈，人们的生活节奏不断加快，各种来自生活的压力陡增，而必然增加患甲状腺疾病的风险。精神压力大的

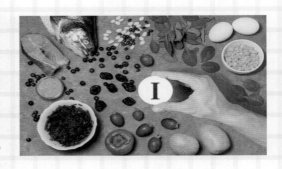

甲状腺患者往往会表现出疲乏无力、精神萎靡、心跳急速或心律不齐、血压升高、神经紧张、不好入睡或浅眠、出汗量变多、体重无故减轻等症状，甚至常表现出神情沮丧或心神不宁、情绪低落或起伏不定等精神方面的问题。

【中医视角】

中医理论指导甲状腺疾病的预防

1.精神愉快，心情舒畅。《诸病源候论·瘿候》载："瘿者，由忧恚气结所生"，说明情志因素在甲状腺疾病的发病中具有重要的作用。正如《黄帝内经·素问·上古天真论》所说："恬淡虚无，真气从之，精神内守，病安从来？"在甲状腺疾病的预防中，也必须时时保持精神愉快，七情发而有节，从而保证人体气机通畅，气血和平，减少甲状腺疾病的发生。

2.饮食合理，纠正偏嗜。《外科正宗·瘿瘤论》说："瘿瘤之症非阴阳正气结肿，乃五脏瘀血、浊气、痰滞而成。"从中医的角度来说，脾为生痰之源，若饮食不节，则脾胃损伤，痰浊内生，阻滞气机，诱发瘿瘤之症。所

以，建立合理的饮食习惯，谨合五味，剔除不良嗜好，也是预防甲状腺疾病的重要措施。

3.扶助正气，增强体质。对于先天禀赋不足，脾胃虚弱或后天劳倦过度导致脾胃虚弱者，应当积极采取扶助脾胃的措施，配合太极拳、太极剑及其他适宜的体育运动等，提高自身的免疫功能和抗病能力。

【中医调治】

甲状腺疾病针刺时的注意事项

甲状腺疾病取穴以近部取穴为主，多在腺体局部以及甲状腺邻近穴位，如人迎、天突、水突等取穴。由于颈部血管丰富，又因这些穴位距离胸腔很近，为避免针刺失误引起气胸、血胸、血管损伤等严重并发症，针刺上述穴位时，必须注意针刺部位的组织结构，针刺时应避开能触知脉搏搏动的部位，针刺后要轻轻按压，观察片刻，如发现针刺后有呼吸急促、针刺部位出现肿块，并有肿块增大趋势，应及时进行急救处理，以免有生命危险。

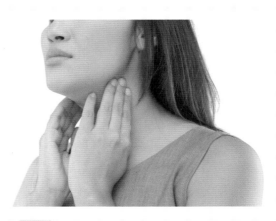

【应时而食】

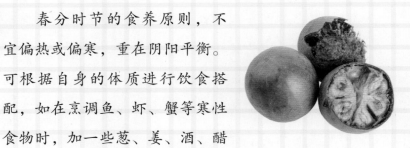

春分时节的食养原则，不宜偏热或偏寒，重在阴阳平衡。可根据自身的体质进行饮食搭配，如在烹调鱼、虾、蟹等寒性食物时，加一些葱、姜、酒、醋类的温性调料。在食用韭菜、大蒜、木瓜等阳性食物时，通常配以鸡蛋之类的滋阴之品。春季气候比较干燥，宜多喝水。饮茶不仅可以消除干燥，还可以调理身体，菊花茶、薄荷茶、罗汉果茶有去肝热的功效，是春季养生饮品的首选。甲亢患者，宜进高热量、高蛋白、高维生素等富有营养的饮食，以保证足够营养和热量，纠正消耗。宜食用富含钾钙、低钠食物，如土豆、茄子、莴笋、牛奶，酸牛奶等。草莓中的维生素C可增强身体免疫力，避免上呼吸道感染，有助于预防急性甲状腺炎。

【药膳厨房】

什锦豆腐

原料：豆腐200克，西红柿150克，木耳、冬笋、豌豆各15克，湿淀粉9克，植物油9克，葱花、盐各适量。

做法：上述原料烩汤服食，隔日1次，连服数次。

功效：肝郁气滞，湿痰凝结。适用于甲状腺肿大（常对称），柔软不痛。伴有胸胁闷痛，喜太息。

甲状腺功能检查结果

项目	检查数值	正常值	临床意义
促甲状腺激素（TSH）		0.3～5.0mlU/L	升高：原发性甲状腺功能减退症、伴有甲状腺功能低下的桥本甲状腺炎、外源性促甲状腺激素分泌肿瘤（肺、乳腺）、亚急性甲状腺炎恢复期 降低：见于甲状腺功能亢进、垂体性甲状腺功能低下、非促甲状腺激素瘤所致的甲状腺功能亢进
游离三碘甲状腺原氨酸（FT3）		2.0～6.6pmol/L	升高：见于甲状腺功能亢进 降低：见于甲状腺功能减退、慢性活动性肝炎、原发性胆汁性肝硬化等
游离甲状腺素（FT4）		10.3～31.0pmol/L	升高：见于甲状腺功能亢进 降低：见于甲状腺功能减退
三碘甲状腺原氨酸（T3）		1.6～3.0nmol/L	升高：见于甲状腺功能亢进，三碘甲状腺原氨酸型甲状腺功能亢进危象早期、缺碘性甲状腺肿、高甲状腺素结合球蛋白血症 降低：见于甲状腺功能减退、低甲状腺素结合球蛋白血症等
甲状腺素（T4）		65～155nmol/L	升高：甲状腺功能亢进症、高甲状腺素结合球蛋白血症、急性甲状腺炎、亚急性甲状腺炎、急性肝炎等 降低：甲状腺功能减退症、地方性甲状腺肿大、甲状腺炎全切术后、低甲状腺素结合球蛋白血症等

请记录
身体各项指标的测量结果

单位/指标	记录周期														
	1	2	3	4	5	6	7	8	9	10	11	12	13	14	15
请填写 **体 重 记 录**															
千克															
请填写 **BMI计算结果**															
数值															
请勾选 **饮 食 记 录**															
过饱															
正常															
不足															
请勾选 **运 动 记 录**															
过量															
正常															
不足															
请勾选 **情 绪 记 录**															
开心															
正常															
忧伤															

注：BMI是体重的指数。BMI=体重（kg）/身高^2（m^2），成年人BMI的正常值在18.5～23.9之间，BMI<18.5是偏瘦，24≤BMI<28是偏胖，28≤BMI≤32是肥胖，BMI>32是过度肥胖。

清明

一候桐始华 • 二候田鼠化为鴽 • 三候虹始见

桐始华　桐，即梧桐，清明前后，粉白色的梧桐花竞相开放。梧桐花是春天里开放较晚的花，这时春天过去大半，不知不觉已到晚春。桐花在古代诗词中常常出现，寓意高洁不屈的品质，抒发感伤晚春之情怀。

田鼠化为鴽　鴽，古书上指鹌鹑类的小鸟。清明之后，田鼠不喜高温，躲到地下洞穴中生活，而地面上的小鸟多了起来。古人因为观察条件有限，误认为田鼠变成了小鸟。

虹始见　彩虹一般出现在雨过天晴、空气湿润的时候。阳光照射到空气中的水滴，光线被折射和反射，在天空形成的拱形七色彩带，就是彩虹。清明节后，降水丰沛，因此我们可以经常看到彩虹。

【节气概述】

清明一般为每年公历的4月4日或5日，是反映自然界物候变化的节气。"斗指丁为清明，时万物清洁而明净，盖时当气清景明，万物皆秋，故名也。"

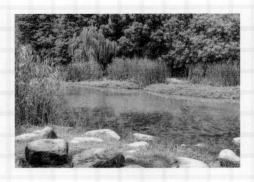

《月令七十二候集解》说："三月节……物至此时，皆以洁齐而清明矣。"故"清明"有冰雪消融，草木青青，天气清澈明朗，万物欣欣向荣之意。清明节正是春光明媚、草木吐绿的时节，所谓"满阶杨柳绿丝烟，画出清明二月天"，气温逐渐回暖，各种果树也进入了花期。"清明时节雨纷纷"，这句诗直观地描述了清明时节多雨这一气候特征。

【节气养生】

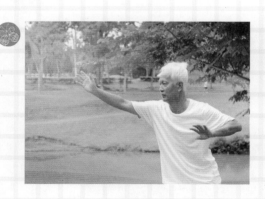

清明前后，气候转暖，但天气阴凉，养生仍应以补肾、调节阴阳、扶助正气为主。清明万物勃发，阳气始足，人体肝脏正处于旺盛的状态，不良的情绪易导致肝气郁滞，使内分泌系统紊乱，导致或加重甲状腺疾病的发生，极易出现失眠多梦、腰膝酸软、目涩而干等症状，可以通过慢跑等锻炼方式消

除不良情绪，改善失衡的内分泌系统。清明前后，昼夜温差大，仍有寒流侵袭，穿衣尤其注意要上薄下厚，避免寒湿之气从足部、腿部入侵体内。应早睡早起，切忌熬夜，保持充足睡眠，适当调整饮食、起居、运动，保持舒畅心情，选择动中有静、静中有动的运动为宜。

【疾病认知】

需要进行甲状腺疾病检查的8个异常症状

1.情绪异常：甲状腺激素分泌异常会影响一个人的情绪，分泌过少容易导致情绪低落或抑郁，分泌过多容易导致易怒、烦躁或焦虑。

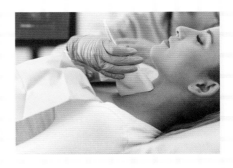

2.睡眠异常：甲状腺激素分泌不足易引起嗜睡，分泌过多易导致失眠或睡眠时间变短。

3.反应力异常：甲状腺激素分泌过多会让人难以集中注意力，分泌过少则会让人健忘、反应迟钝。

4.心跳异常：有可能是甲状腺激素过多引起的心悸。

5.出汗异常：甲状腺激素分泌增多，会让皮肤变得潮湿、多汗；而甲状腺激素分泌减少会导致汗液、皮脂分泌减少，表现为皮肤干燥、粗糙，指甲脆，头发枯黄、干燥等。

6.体重异常：在饮食和运动习惯都没有改变的情况

下，体重骤增或骤减。如果甲状腺激素分泌过少，体重会明显增加；反之，体重会明显减轻。

7.食欲异常：甲状腺激素过少会影响味觉和嗅觉，食欲不振；甲状腺激素过多会导致食欲大增，能吃但长不胖。

8.脖子外形异常：脖子看起来变粗，严重时还会影响发声、吞咽和呼吸。

中医药治疗甲状腺疾病的优势和误区

中医对甲状腺病的认识与西医大相径庭，中医从宏观入手，而非从细胞学入手。中医学认为，甲状腺之所以出现甲状腺结节、甲状腺囊肿、甲状腺癌、甲减、甲状腺炎是因为机体代谢紊乱，气血阴阳失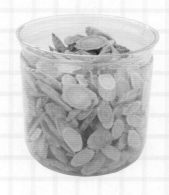调，脏腑功能失衡，导致痰湿内结、瘀积而成，其治疗则采用整体调整的中医"和法"，使脏腑协调，气血阴阳平和，代谢废物及时排出，那么甲状腺结节、甲状腺囊肿、甲状腺癌就可缩小、消除和根治，对改善临床症状方面有良好的治疗效果。

单纯的西医或中医治疗甲状腺疾病，有时效果不尽人意，但是可以将两者的优势进行互补，如中医治疗可以弥补手术治疗、放射治疗、化学治疗的不足，同时可调节体内环境，改善患者症状，提高患者的生存质量。因此使用中西医结合的方式治疗甲状腺疾病，往往会取得较好的效果。

【中医调治】

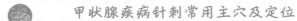 **甲状腺疾病针刺常用主穴及定位**

1.天突：在颈部，当前正中线上，胸骨上窝中央。

2.人迎：人迎穴位于颈部，喉结旁，当胸锁乳突肌的前缘，颈总动脉搏动处。

3.气舍：人迎穴直下，锁骨内侧端上缘，在胸锁乳突肌的胸骨头与锁骨头之间。

4.水突：在颈部，胸锁乳突肌的前缘，当人迎与气舍连线的中点。

5.天府：位于臂内侧面，肱二头肌桡侧缘，腋前纹下3寸处。

6.臑会：在臂外侧，当肘尖与肩髎的连线上，肩髎穴下3寸，三角肌的后下缘。

7.肩髃：在肩部，三角肌上，肩外展或向前平伸时，当肩峰与肱骨大结节之间前下方凹陷处。

8.风池：在颈部，当枕骨下，胸锁乳突肌与斜方肌上端之间的凹陷中，平风府穴。

9.廉泉：在颈部，前正中线上，喉结上方，当舌骨的上缘凹陷处。

【应时而食】

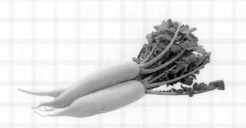

清明时节的食养原则是注意养肝保肺，多食具有柔肝养肺的食物，如白菜、芋头、萝卜、莲藕、黑木耳、黑米、黑芝麻、紫菜、黄瓜等。此时冷暖空气交替，或阳光灿烂，或阴雨绵绵，人体常因湿气侵入而觉四肢发麻，活动不畅，饮食中不仅要吃除湿之品，还要适当养血舒筋，如桑葚、薏苡仁、鸽子肉、银耳、黄芪、杏仁等。清明节又称"寒食节"，但是脾胃虚弱的人不适合吃冷食，可适当食用一些性味清凉的水果，如香蕉、橘子等。甲减患者多属阳虚证，要避免过食生冷瓜果，以防加重阳虚；尽量少食用胆固醇高的食物如动物内脏等，以及过咸的食物，如腊肉、腌菜等。

【药膳厨房】

虾皮冬瓜

原料：冬瓜500克，虾皮30克，料酒、葱、姜、香油、盐、味精、植物油各适量。

做法：冬瓜去皮，切成片。葱、姜切丝备用。锅置于火上，油热后先放入葱丝、姜丝爆锅，然后放入虾皮炒香，倒入料酒，加入冬瓜片翻炒，加入盐、味精调味，最后淋入香油即可。

功效：清热、解毒、利尿。可用于防治地方性甲状腺肿大。

甲状腺功能检查结果

项目	检查数值	正常值	临床意义
促甲状腺激素（TSH）		0.3 ~ 5.0mIU/L	升高：原发性甲状腺功能减退症、伴有甲状腺功能低下的桥本甲状腺炎、外源性促甲状腺激素分泌肿瘤（肺、乳腺）、亚急性甲状腺炎恢复期 降低：见于甲状腺功能亢进、垂体性甲状腺功能低下、非促甲状腺激素瘤所致的甲状腺功能亢进
游离三碘甲状腺原氨酸（FT3）		2.0 ~ 6.6pmol/L	升高：见于甲状腺功能亢进 降低：见于甲状腺功能减退、慢性活动性肝炎、原发性胆汁性肝硬化等
游离甲状腺素（FT4）		10.3 ~ 31.0pmol/L	升高：见于甲状腺功能亢进 降低：见于甲状腺功能减退
三碘甲状腺原氨酸（T3）		1.6 ~ 3.0nmol/L	升高：见于甲状腺功能亢进，三碘甲状腺原氨酸型甲状腺功能亢进危象早期、缺碘性甲状腺肿、高甲状腺素结合球蛋白血症 降低：见于甲状腺功能减退、低甲状腺素结合球蛋白血症等
甲状腺素（T4）		65 ~ 155nmol/L	升高：甲状腺功能亢进症、高甲状腺素结合球蛋白血症、急性甲状腺炎、亚急性甲状腺炎、急性肝炎等 降低：甲状腺功能减退症、地方性甲状腺肿大、甲状腺炎全切术后、低甲状腺素结合球蛋白血症等

请记录
身体各项指标的测量结果

单位/指标	记录周期														
	1	2	3	4	5	6	7	8	9	10	11	12	13	14	15
请填写 **体 重 记 录**															
千克															
请填写 **BMI计算结果**															
数值															
请勾选 **饮 食 记 录**															
过饱															
正常															
不足															
请勾选 **运 动 记 录**															
过量															
正常															
不足															
请勾选 **情 绪 记 录**															
开心															
正常															
忧伤															

注：BMI是体重的指数。BMI=体重（kg）/身高^2（m^2），成年人BMI的正常值在18.5～23.9之间，BMI<18.5是偏瘦，24≤BMI<28是偏胖，28≤BMI≤32是肥胖，BMI>32是过度肥胖。

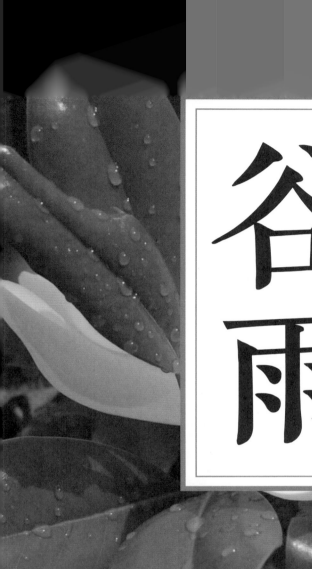

谷雨

一候萍始生·二候鸣鸠拂其羽·三候戴胜降于桑

萍始生　萍指浮萍，是生长在水田、湖泊中的绿色植物。谷雨时节雨水丰沛，水温上升，水中养分增多，浮萍随之大量生长，是谷雨节气指示之一。

鸣鸠拂其羽　鸠是斑鸠，这里指布谷鸟。拂其羽，指布谷鸟梳理羽毛像跳舞一样。谷雨时节，布谷鸟时而在树上鸣叫，时而梳理羽毛，提醒人们开始播种。

戴胜降于桑　戴胜指戴胜鸟，全身棕色，翅膀和尾巴是黑色，有白色横斑。头上有长羽冠，展开时像孔雀开屏，非常美丽。谷雨时节，戴胜鸟开始在桑树上活动。戴胜鸟象征着祥和、美满、快乐。

谷雨一般在每年公历4月19日或20日之间，是春季最后一个节气，是反映降水量、性质和程度的节气。"斗指癸为谷雨，言雨生百谷也，时必雨不降，百谷滋长之意。"《月令七十二候集解》中说"三月中，自雨水后，土膏脉动，今又雨其谷于水也……盖谷以此时播种，自下而上也。"这时寒潮结束，雨水增多，有利于谷类作物的生长，故得名谷雨。谷雨之后，天气加快回暖，降水增多，所谓"雨生百谷"，降水充足而及时，谷类作物能够茁壮生长，故有"谷雨时节种谷天，南坡北洼忙种棉"的说法。

【节气养生】

谷雨的养生要顺应自然环境的变化，保持内外环境的平衡协调，根据气候特点有选择地进行调养。大体概括为祛风、祛寒、祛湿、疏肝、滋阴、泻火，谨防神经痛性疾病的发生，以及因肝

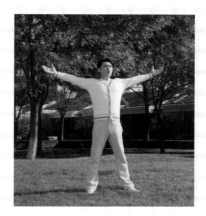

胃之火、阴虚之火引起的牙、口腔、耳鼻等疾病。谷雨时节，脾主时，饮食不当易引起胃肠病。规律饮食，早睡早起，在春光中舒展四肢，呼吸新鲜空气，以顺应春阳萌生的自然规律。还要平心静气以滋养肝脏，运动时不宜出汗过多，以免损伤阳气。睡前要进行精神调摄，即先平心静气，精神内守，后稍稍活动身体，洗脸、泡脚，按摩面部、揉搓脚心消除疲劳。

【疾病认知】

碘和甲状腺疾病的关系

碘与人的健康息息相关，碘摄入不足或过量均会引起甲状腺疾病。这是因为碘不仅是合成甲状腺激素的必需原材料，还具有调整甲

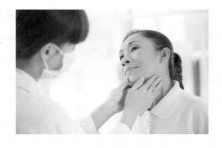

状腺激素的分泌和促进甲状腺生长的作用。

当饮食中碘摄入不足时，会造成甲状腺激素合成原

料不足，出现甲状腺组织代偿性增大，当肿大严重时会压迫周围组织，如压迫后方的气管会导致呼吸困难，压迫食管会导致吞咽障碍。此外甲状腺激素在神经代谢、儿童生长和发育方面具有重要作用，孕妇妊娠期间或胎儿出生后三个月内，碘补充不足会直接影响胎儿或幼儿的大脑发育，导致出生后的宝宝智力低下，如治疗不及时，会发生严重甚至不可逆的呆小病。虽然碘对人体很重要，但补碘应适量，并不是补的越多越好。如果人体内碘始终处于过量状态，也会引起甲状腺的其他疾病，如甲状腺结节、甲状腺功能亢进症、甲状腺肿瘤、甲状腺炎症等。

【中医视角】

重视甲状腺疾病的中医调养

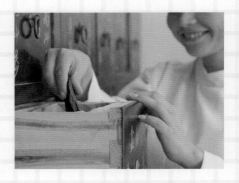

　　许多甲状腺疾病患者更多地关注治疗，不重视"调养"。其实，对于慢性病来说，"治"和"养"是同等重要的，二者缺一不可。中医认为，精神情绪的异常、眼部的疾患、气血运行不畅等多与肝有关。70%以上甲亢患者有情绪诱因，而急躁易怒、突眼皆为肝火旺盛所致；甲减患者的情绪低落则源于肝气郁结不舒等。人体的健康需要阴阳平衡来维持，甲状腺疾病与机体阴阳平衡失调、脏腑功能受损相关。调查研究发现，甲亢患者大多属于中医的阴虚体质和气郁体质，甲减患者则多见于气虚、阳虚体质，通过改善和调理体质，可以预防甲状腺疾病的发生。同时，甲状腺疾病患者要注意不要过于紧张，压力不要过大，保持一种乐观向上的心态，饮食上保证每天的营养成分充足并注意饮食忌宜，坚持运动，这对甲状腺疾病的防治与养护有积极意义。

【中医调治】

甲状腺疾病针刺常用主穴及定位

1.内关：在前臂掌侧，当曲泽与大陵的连线上，腕横纹上2寸，掌长肌腱与桡侧腕屈肌腱之间。

2.合谷：侧腕对掌，自然半握拳，在手背，第1、2掌骨间，第2掌骨桡侧的中点处。

3.中脘：在上腹部，前正中线上，脐上4寸处。

4.肝俞：在背部，当第9胸椎棘突下，旁开1.5寸。

5.脾俞：在背部，当第11胸椎棘突下，旁开1.5寸。

6.丰隆：在小腿前外侧，外踝尖上8寸，条口穴外1寸，胫骨前嵴外2横指处。

7.太冲：足背侧，当第1、2跖骨结合部前凹陷处。

8.足三里：在小腿外侧，犊鼻下3寸，犊鼻与解溪连线上。

9.三阴交：在小腿内侧，内踝尖上3寸，胫骨内侧缘后际。

10.太溪：在足踝区，内踝尖与跟腱之间的凹陷处。

【应时而食】

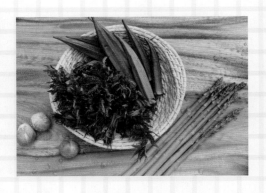

谷雨作为春季的最后一个节气，已值暮春，此时天气已经比较炎热了，多风的天气使得空气较为干燥，食物宜由辛甘逐渐转为清淡之品，此时不妨吃一些低脂肪、高维生素、高矿物质的食物，如芹菜、香椿、荠菜、油菜等，这些食物对内热偏亢者可起到清热解毒、凉血明目、通利二便的作用。还应多吃富含B族维生素的食物，改善抑郁情绪，如黄豆、黑芝麻、瘦肉等。对于甲减病人须避免食用生冷油腻和过咸的食品，可以选择一些温补的中药煲汤食用，如当归生姜羊肉汤、薏苡仁莲子赤小豆汤等，有健脾、利水、消肿的作用，对甲减病人很有好处。

【药膳厨房】

紫菜黄瓜汤

原料：紫菜30克，黄瓜100克，香油、盐、酱油、姜末各适量。

做法：先将紫菜洗净，撕成小片。黄瓜洗净，切成菱形片。锅内加入清水，姜末、黄瓜片烧沸，去浮沫，放入紫菜片，加盐、酱油，烧开后淋入香油即可。

功效：清热利湿，凉血补肝。可用于防治地方性甲状腺肿大。

甲状腺功能检查结果

项目	检查数值	正常值	临床意义
促甲状腺激素（TSH）		0.3~5.0mIU/L	升高：原发性甲状腺功能减退症、伴有甲状腺功能低下的桥本甲状腺炎、外源性促甲状腺激素分泌肿瘤（肺、乳腺）、亚急性甲状腺炎恢复期 降低：见于甲状腺功能亢进、垂体性甲状腺功能低下、非促甲状腺激素瘤所致的甲状腺功能亢进
游离三碘甲状腺原氨酸（FT3）		2.0~6.6pmol/L	升高：见于甲状腺功能亢进 降低：见于甲状腺功能减退、慢性活动性肝炎、原发性胆汁性肝硬化等
游离甲状腺素（FT4）		10.3~31.0pmol/L	升高：见于甲状腺功能亢进 降低：见于甲状腺功能减退
三碘甲状腺原氨酸（T3）		1.6~3.0nmol/L	升高：见于甲状腺功能亢进，三碘甲状腺原氨酸型甲状腺功能亢进危象早期、缺碘性甲状腺肿、高甲状腺素结合球蛋白血症 降低：见于甲状腺功能减退、低甲状腺素结合球蛋白血症等
甲状腺素（T4）		65~155nmol/L	升高：甲状腺功能亢进症、高甲状腺素结合球蛋白血症、急性甲状腺炎、亚急性甲状腺炎、急性肝炎等 降低：甲状腺功能减退症、地方性甲状腺肿大、甲状腺炎全切术后、低甲状腺素结合球蛋白血症等

身体各项指标的测量结果

单位/指标	记录周期														
	1	2	3	4	5	6	7	8	9	10	11	12	13	14	15
请填写 **体 重 记 录**															
千克															
请填写 **BMI计算结果**															
数值															
请勾选 **饮 食 记 录**															
过饱															
正常															
不足															
请勾选 **运 动 记 录**															
过量															
正常															
不足															
请勾选 **情 绪 记 录**															
开心															
正常															
忧伤															

注：BMI是体重的指数。BMI=体重（kg）/身高^2（m^2），成年人BMI的正常值在18.5～23.9之间，BMI<18.5是偏瘦，24≤BMI<28是偏胖，28≤BMI≤32是肥胖，BMI>32是过度肥胖。

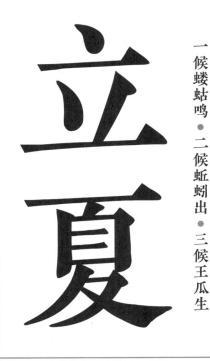

立夏

一候蝼蝈鸣 · 二候蚯蚓出 · 三候王瓜生

蝼蝈鸣 蝼蛄又名土狗子、蜊蜊蛄等，是一种杂食性昆虫，生活在泥土中。主要在夜间与清晨活动于地表下，吃新播的种子，咬食农作物根部。立夏后5日，可以听见蝼蛄在田间鸣叫（一说是蛙声），预示着夏天来临。

蚯蚓出 蚯蚓又名地龙，生活在潮湿、疏松的土壤中。蚯蚓可以入药、做饲料、疏松土壤。立夏后雨水增多，土壤湿度增大，蚯蚓会爬出土壤进行呼吸。

王瓜生 王瓜，葫芦科多年生草质藤本植物，果实、种子、根均可入药，具有清热、生津、化瘀等功效。立夏后10天，天气温暖，雨水充沛，王瓜开始迅速生长，六七月时结出椭圆形果实，成熟后呈红色。

【节气概述】

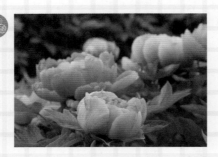

立夏一般在每年公历5月5日或6日，是夏季的第一个节气，反映季节变化的节气。"斗指东南，维为立夏，万物至此皆长大，故名立夏也。"《月令七十二候集解》："立夏，四月节。立字解见春。夏，假也。物至此时皆假大也。"立夏之后，温度明显升高，炎暑将临，雷雨增多，农作物生长进入旺季，春天播种的植物已经繁荣长大了。

【节气养生】

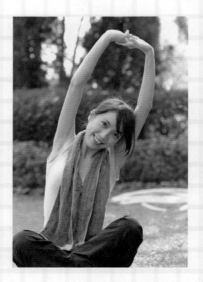

"夏为心所主""火气通于心"，立夏过后，气温升高，新陈代谢旺盛，出汗开始增多，心率逐渐加快，心脏的功能处于旺盛时期。故立夏养生，应重点关注心脏的养护，不能过累过劳。睡眠要充足，以补充白天所消耗的能量，适当的午睡可以对多种心脏病起到预防作用，时间以半小时到1小时为宜；多喝水，以补充因气温升高，通过出汗、呼吸而大量流失的水分；还要重视精神的调养，保持神清气和，心情愉快。切忌大悲大喜，以免伤心、伤身、伤神。

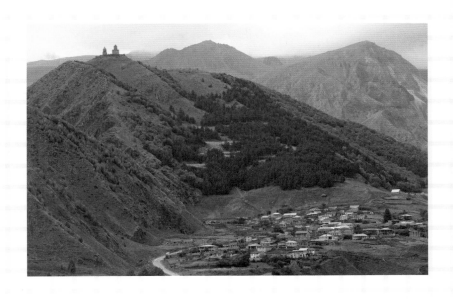

如何正确地进食碘

人体主要从食物和水中摄取碘，其中80%～90%来自食物。在日常食物中，海产品的含碘量高于非海洋性食物。其中菌藻类如海带、紫菜最高，干海带达36240，紫菜4323，鲜海带113.9；鱼虾贝类中，贻贝含碘量346，其次为海杂鱼（295.5）、虾皮（264.5）、海米（82.5）。非海洋食物中，蛋奶类含碘量较高的依次是鹌鹑蛋（37.6）、鸡蛋（27.2）、松花蛋（6.8）、鸭蛋（5）、牛奶（1.9）、酸奶（0.9）；畜禽肉类依次为肉松（37.7）、卤羊肝（19.1）、卤猪肝（16.4）、鸡肉（12.4）、牛瘦肉（10.4）、羊瘦肉（7.7）、猪瘦肉（1.7）、鸡肝（1.3）；坚果类中有松子仁（12.3）、核桃（10.4）、生杏仁（8.4）、花生米（2.7）；蔬菜类中有小白菜（10.0）、青椒（9.6）、西红柿（2.5）、洋葱（1.2）、茄子（1.1）、黄瓜（0.2）；豆类及其制品中有黄豆（9.7）、赤小豆（7.8）、豆腐（7.7）；谷物类中有面粉（2.9）、大米（2.3）、土豆（1.2）；水果类中有柿子（6.3）、橘子（5.3）、菠萝（4.1）、香蕉（2.5）、橙子（0.9）、梨（0.7）（以上含量均为微克/100克）。甲状腺疾病患者应遵循"适碘""低碘""限碘"的饮食要求选择食物。

如何正确地应用含碘中药

中医药治疗甲状腺疾病多选用海藻、昆布等具有理气化痰、消瘿散结功效的富含碘元素的中药。现代药理研究表明，这些中药的主要成分是碘，且含量高，因此临床应用此类药物时应把握以下原则。

1.高碘甲状腺肿患者禁用。甲状腺肿多由碘缺乏所致，但也有相当大一部分是由高碘引起的，二者临床表现基本相似，只是高碘甲状腺肿触诊时稍微硬实。如果把高碘甲状腺肿当作缺碘甲状腺肿使用上述中药治疗，就会越治越坏，越防越重。因此在用药之前应进行尿碘检查。

2.慎用于甲亢。甲亢患者多伴有甲状腺肿大，是由于甲状腺过多分泌甲状腺激素，使体内代谢增强。现在一般不主张用海藻、昆布等含碘较多的中药，碘剂虽然能抑制甲状腺激素的分泌，但不能抑制甲状腺激素的合成，故临床应慎用。从中医辨证角度来讲，甲亢多表现为肝火亢盛或气阴两虚，治疗应滋阴降火，而海藻、昆布过于咸寒，不宜使用。

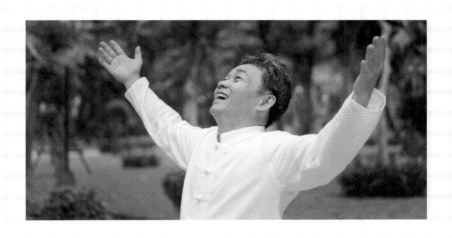

【中医调治】

甲状腺疾病的针灸疗法

针刺疗法包括体针疗法、耳针疗法、梅花针疗法、挑治疗法、电针、颤针、耳穴贴压、浮针、穴位埋针疗法等。艾灸法包括温和灸、隔药饼灸、回悬灸、隔姜灸等，都是通过采用一定的物理或化学刺激，直接作用于机体某处或病变部位，从而达到治疗甲状腺疾病目的的治疗方法。以上各种外治法，其治疗作用，都是在于纠正机体的偏盛或偏衰的状态，促使机体恢复正常。如能将外治法与内治法配合应用，常能提高治疗甲状腺疾病的效果。然而需要说明的是，甲状腺疾病的针灸疗法是一种辅助的治疗手段，临床治疗还需听从医生指导。

【应时而食】

立夏节气的食疗养生重点是养心强心。在饮食调养方面，以清淡、低脂、低糖、低盐的食物为主，宜增酸减苦，以补益减弱的阴气，补肾助肝、调养胃气，可食用牛奶、豆制品、瘦肉，补充营养。夏季气候炎热，心火旺盛，多吃生津止渴之品，

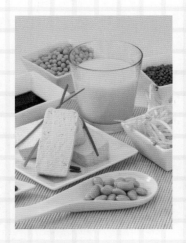

如早晚食粥，可用荷叶、绿豆等。立夏前后，细菌容易滋生，湿气困阻导致脾胃功能衰弱，所以要注意肠胃的养护，可多吃山楂、木瓜等食物以健脾消食、增加食欲，少吃寒凉类的瓜果。甲亢病人处于高代谢状态，易造成各种维生素和微量元素的缺乏，所以要多食含有维生素的新鲜蔬菜、应季水果。

【药膳厨房】

卤汁黑豆

原料：黑豆500克，八角5克，桂皮5克，植物油、酱油、白糖、盐各适量。

做法：将黑豆炒香，入冷水中浸5分钟，至豆粒涨大、皮起皱，捞起沥干。锅内放植物油，烧热后放入黑豆翻炒，加八角、桂皮、酱油、白糖，小火慢煮0.5~1小时，旺火收汁，加盐即可。

功效：健脾益气、宽中利水。适用于甲状腺功能亢进患者。

甲状腺功能检查结果

项目	检查数值	正常值	临床意义
促甲状腺激素（TSH）		0.3～5.0mIU/L	升高：原发性甲状腺功能减退症、伴有甲状腺功能低下的桥本甲状腺炎、外源性促甲状腺激素分泌肿瘤（肺、乳腺）、亚急性甲状腺炎恢复期 降低：见于甲状腺功能亢进、垂体性甲状腺功能低下、非促甲状腺激素瘤所致的甲状腺功能亢进
游离三碘甲状腺原氨酸（FT3）		2.0～6.6pmol/L	升高：见于甲状腺功能亢进 降低：见于甲状腺功能减退、慢性活动性肝炎、原发性胆汁性肝硬化等
游离甲状腺素（FT4）		10.3～31.0pmol/L	升高：见于甲状腺功能亢进 降低：见于甲状腺功能减退
三碘甲状腺原氨酸（T3）		1.6～3.0nmol/L	升高：见于甲状腺功能亢进，三碘甲状腺原氨酸型甲状腺功能亢进危象早期、缺碘性甲状腺肿、高甲状腺素结合球蛋白血症 降低：见于甲状腺功能减退、低甲状腺素结合球蛋白血症等
甲状腺素（T4）		65～155nmol/L	升高：甲状腺功能亢进症、高甲状腺素结合球蛋白血症、急性甲状腺炎、亚急性甲状腺炎、急性肝炎等 降低：甲状腺功能减退症、地方性甲状腺肿大、甲状腺炎全切术后、低甲状腺素结合球蛋白血症等

身体各项指标的测量结果

单位/指标	记录周期														
	1	2	3	4	5	6	7	8	9	10	11	12	13	14	15
请填写 **体 重 记 录**															
千克															
请填写 **BMI 计算结果**															
数值															
请勾选 **饮 食 记 录**															
过饱															
正常															
不足															
请勾选 **运 动 记 录**															
过量															
正常															
不足															
请勾选 **情 绪 记 录**															
开心															
正常															
忧伤															

注：BMI是体重的指数。BMI=体重（kg）/身高^2（m^2），成年人BMI的正常值在18.5～23.9之间，BMI<18.5是偏瘦，24≤BMI<28是偏胖，28≤BMI≤32是肥胖，BMI>32是过度肥胖。

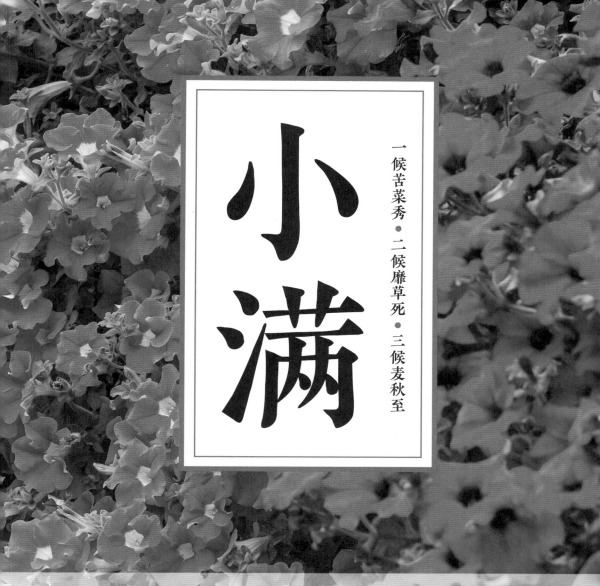

小满

一候苦菜秀 ● 二候靡草死 ● 三候麦秋至

苦菜秀 苦菜是中国人最早食用的野菜之一，《诗经》中已有记载，秀表示谷物抽穗开花。小满时节，漫山遍野的苦菜开着黄色小花，显示出夏天的朝气蓬勃。

靡草死 靡草指喜阴的绿色植物，枝条细小绵软。小满时阳光充足，气温较高，靡草被烈日灼伤而死。

麦秋至 "秋"字表示百谷成熟之时，而并非季节上的秋季。古人将谷物播种称为春，谷物收获称为秋，因此虽然还是夏季，却到了小麦成熟收获的季节。

小满一般在每年公历5月20日或21日，是反映作物生长发育的物候类节气。"斗指甲为小满，万物长于此少得盈满，麦至此方小满而未全熟，故名也。"《月令七十二候集解》："四月中，小满者，物致于此小得盈满。"是说小满节气后，尤其北方的大麦和冬小麦等夏收作物籽粒日渐饱满，尚未成熟，只是小满，还未大满，不能收割，但是丰收在望。小满节气雨水开始增多，夏季闷热潮湿的天气即将来临。"麦穗初齐稚子娇，桑叶正肥蚕食饱"。

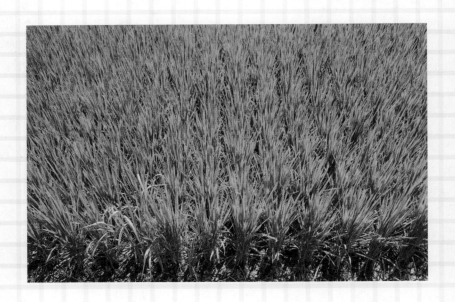

小满过后，天气闷热潮湿，易产生"湿邪""热邪"，侵犯人体则易患病。因此小满节气的养生，要注意防热防湿，避免贪凉卧睡引发痹症、湿性皮肤病，亦不可在太阳晒热的砖石上久坐，防止热毒侵肤生疮。避免

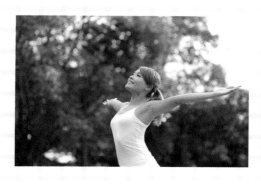

剧烈运动，大汗伤阴伤阳，应以刚出汗为度。可以适当地调低洗澡水的温度，以促进机体的新陈代谢，提高免疫力，但体质弱或关节炎、高血压患者不宜洗冷水澡。此外，夏季是阳气最盛的时期，天气渐趋炎热，人们经常感到心浮气躁，情绪波动较大，所以要注意控制情绪，保持心情舒畅，胸怀宽广，以防情绪剧烈波动后引发高血压、脑出血等心脑血管病。

【疾病认知】

什么是甲状腺肿

甲状腺肿指单纯性或无毒性甲状腺肿，甲状腺形态和体积增大，但功能正常，不存在功能亢进或减退，也

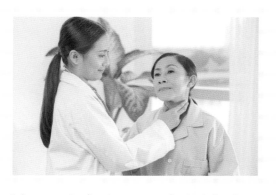

不是由感染或肿瘤等引起。一般来说，甲状腺重量超过30克，视诊和触诊可发现甲状腺时，即为甲状腺肿。单纯性甲状腺肿散发，女性发病率是男性的3～5倍。如果一个地区儿童中单纯性甲状腺肿的患病率超过10%，称之为地方

性甲状腺肿，其余均为散发性甲状腺肿，后者更为常见。甲状腺肿的患病率在不同地区可有明显差异，碘缺乏和碘过量均可使甲状腺肿的发病率增加。

在一些单纯甲状腺肿患者中，存在一种甲状腺生长免疫球蛋白，类似促甲状腺激素，可刺激甲状腺生长，而不引起甲状腺腺苷环化酶活化，因此就没有甲状腺功能亢进的症状。

甲状腺肿一般无自觉症状，但随着腺体越来越肿大，逐渐压迫周围器官组织，会引起呼吸和吞咽困难、面颈部瘀血、声音嘶哑或失声、瞳孔扩大等症状。

甲状腺肿的中医认识

甲状腺肿多属于中医的瘿病范畴，临床可以分为气、痰、肉、血、石五瘿。对于本病

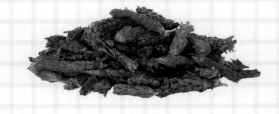

的发生发展，大多遵循气滞、痰凝、血瘀、正虚等几个病理环节。一般发病总因情志不遂、烦躁易怒而致，气滞常为引发因素。木郁失于疏土，脾土失健，水液布化失司，阻于颈部而为痰凝。气滞痰凝于局部，影响气机调畅，气滞则血不行，气血痰凝聚为有形之邪，发为瘿病。瘿病大多缠绵难愈，病久则可耗伤正气而致气虚。这几个病理环

节有时不能截然分开，往往相兼夹，时有重点突出。临证时，颈部肿块质地是辨证的重要依据。气滞为主者，颈肿时大时小，质地柔软；痰凝为主者，质韧或稍硬，多不疼痛，活动良好；血瘀为主者，质地坚硬，压之疼痛，活动度差。同时再结合病程、症状、舌象、脉象，辨别四者孰轻孰重，是否兼夹发病。

【中医调治】

单纯性甲状腺肿的针刺治疗

1.取穴。主穴：翳风、大椎、风池、百会、天井、曲池、心俞。局部取穴：在肿大的甲状腺上选择针刺部位，依肿大的程度不同，一次取2~4个，左右两侧对称部位取穴。

2.施术。主穴每次选取4~5个，交替轮换选用。局部取穴一般以肿胀的1/2为度。留针15~20分钟，手法应用补法。

3.主治。适用于单纯性甲状腺肿伴有发热者。

【应时而食】

小满时节，万物繁茂，生长最旺盛，人体的生理活动也处于最旺盛的时期，消耗的营养物质为四季二十四节气中最多的。所以，应及时适当补充营养，才能使身体五脏六腑不受损伤。在饮食调养方面，要以清爽、清淡的素食为主，宜食具有清热利湿、养阴作用的食品，如赤小豆、绿豆、黄瓜、黄花菜、荸荠、黑木耳、胡萝卜、冬

瓜、丝瓜、西红柿、
鸭肉、鲫鱼、草鱼、
西瓜、梨、香蕉等。
还可根据气候变化吃
一些除暑湿的食物，

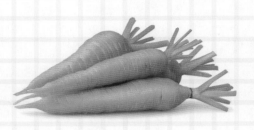

如苦瓜、生姜、薏苡仁、西瓜、绿豆、丝瓜等，它们都有
健脾除湿的功效。甲亢易导致骨质脱钙、骨质疏松，建议
吃富含钙、磷的食物，如牛奶、酸奶、奶酪、果仁、土
豆、茄子、莴笋等。此外，丝瓜含有维生素C、胡萝卜素
等多种维生素，有助于保持甲亢患者体内维生素供应，其
含有的皂苷类物质，具有一定的强心作用。

【药膳厨房】

豆腐鲫鱼汤

原料：豆腐500克，鲫鱼500克，盐、葱、姜、味精、香油、香菜各适量。

做法：豆腐冲洗后切成块，把去鳞、去内脏及鳃的鲫鱼洗净，葱切段，姜切
　　　片，香菜切成段备用。起火上锅，锅内加适量清水，先把鲫鱼、葱
　　　段、姜片放入，大火烧开，撇去浮沫。然后加入豆腐。用小火炖10分
　　　钟。撒入盐、味精、香油、香菜段，即可食用。

功效：滋阴潜阳。适合于甲亢消瘦者食用。

甲状腺功能检查结果

项目	检查数值	正常值	临床意义
促甲状腺激素（TSH）		0.3~5.0mIU/L	升高：原发性甲状腺功能减退症、伴有甲状腺功能低下的桥本甲状腺炎、外源性促甲状腺激素分泌肿瘤（肺、乳腺）、亚急性甲状腺炎恢复期 降低：见于甲状腺功能亢进、垂体性甲状腺功能低下、非促甲状腺激素瘤所致的甲状腺功能亢进
游离三碘甲状腺原氨酸（FT3）		2.0~6.6pmol/L	升高：见于甲状腺功能亢进 降低：见于甲状腺功能减退、慢性活动性肝炎、原发性胆汁性肝硬化等
游离甲状腺素（FT4）		10.3~31.0pmol/L	升高：见于甲状腺功能亢进 降低：见于甲状腺功能减退
三碘甲状腺原氨酸（T3）		1.6~3.0nmol/L	升高：见于甲状腺功能亢进，三碘甲状腺原氨酸型甲状腺功能亢进危象早期、缺碘性甲状腺肿、高甲状腺素结合球蛋白血症 降低：见于甲状腺功能减退、低甲状腺素结合球蛋白血症等
甲状腺素（T4）		65~155nmol/L	升高：甲状腺功能亢进症、高甲状腺素结合球蛋白血症、急性甲状腺炎、亚急性甲状腺炎、急性肝炎等 降低：甲状腺功能减退症、地方性甲状腺肿大、甲状腺炎全切术后、低甲状腺素结合球蛋白血症等

身体各项指标的测量结果

单位/指标	记录周期														
	1	2	3	4	5	6	7	8	9	10	11	12	13	14	15
请填写 **体 重 记 录**															
千克															
请填写 **BMI 计 算 结 果**															
数值															
请勾选 **饮 食 记 录**															
过饱															
正常															
不足															
请勾选 **运 动 记 录**															
过量															
正常															
不足															
请勾选 **情 绪 记 录**															
开心															
正常															
忧伤															

注：BMI是体重的指数。BMI=体重（kg）/身高^2（m^2），成年人BMI的正常值在18.5～23.9之间，BMI<18.5是偏瘦，24≤BMI<28是偏胖，28≤BMI≤32是肥胖，BMI>32是过度肥胖。

芒种

一候螳螂生 · 二候鵙始鸣 · 三候反舌无声

螳螂生 螳螂又称刀螂，是一种中大型肉食性昆虫，前肢发达呈镰刀状，用来捕食猎物。螳螂分布广泛，以昆虫为食，是很多农业害虫的天敌。一般于八九月产卵，第二年的芒种前后，气温、湿度满足条件后，孵化出幼虫。

鵙始鸣 鵙，古书中指伯劳鸟，常将捕食的猎物挂在带刺的树上，又称屠夫鸟。伯劳鸟生活在开阔的林地，生性凶猛，有"小猛禽"之称。芒种时节伯劳鸟开始繁殖，有危险时它们会大声鸣叫以保护后代。

反舌无声 反舌指反舌鸟，也称百舌鸟，鸣声甜美，能学各种鸟鸣叫。雄鸟全黑色，嘴橘黄色，眼圈略浅。雌鸟上体黑褐色，下体深褐色，嘴暗绿色至黑色。芒种时节，反舌鸟停止鸣叫。

芒种一般在每年公历6月5日或6日，是反映农事活动的物候类节气，"斗指巳为芒种，此时可种有芒之谷，过此即失效，故名芒种也。"《月令七十二候集解》："五月节，谓有芒之种谷可稼种矣"。芒，指的是有芒的作物已经成熟；种，指的是播种的"种"。芒种是仲夏时节的正式开始，芒种时节，不但要忙着夏收，更要忙着夏种。芒种过后，天气炎热，北方是阵雨、雷雨，南方则是梅雨，进入典型的夏季。水稻秧苗嫩绿，一派生机，"东风染尽三千顷，折鹭飞来无处停""南岭四邻禾壮日，大江两岸麦收忙"正是形容芒种。

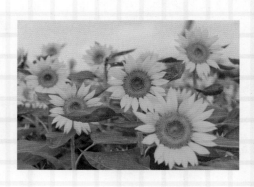

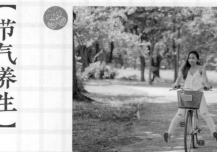

从芒种节气开始，天气闷热，雨量增多，空气非常潮湿，湿热之气弥漫在空气中，人体内汗液无法通畅地排出，热蒸湿动，容易使人四肢困倦，萎靡不振。芒种后消耗体力较多，人体容易出汗，要注意补充水分，勤换衣服，同时注意不要出汗时

立即洗澡，所谓"汗出见湿，乃生痤痱"；更不可贪凉久居空调房内，防止出现"空调病"；不可恼怒抑郁，要保持精神愉悦，这样可以宣泄气机、通泄自如。

【疾病认知】

什么是甲状腺功能亢进症

甲状腺功能亢进症简称甲亢，是一种由多种原因引起的甲状腺功能增强，致使体内甲状腺激素过多，进而引起以高代谢为特征的一组常见内分泌疾病。甲状腺的功能通常是由腺垂体分泌的促甲状腺素控制。在发生甲状腺功能亢进时，如果是调控环节出了问题，尽管促甲状腺激素的含量正常，甲状腺本身却继续生成大量的甲状腺激素，造成人体内代谢反应加快，使人身心两方面都受到影响。

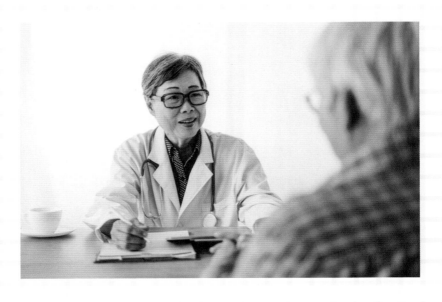

甲亢多见于女性，一般起病较缓慢，典型表现为怕热、多汗、食欲亢进、易饥饿、消瘦、疲乏、心慌、气短、情绪不稳、焦躁易怒、睡眠不佳，有的病人还可能有大便次数增多或腹泻、肌无力、周期性瘫痪、骨质疏松、女性月经减少或闭经、男性阳痿等症。甲亢患者还可有眼球突出，程度有轻有重。多数患者伴有弥漫性甲状腺癌和结节性甲状腺肿，如久不治疗易形成甲状腺癌或恶性病变。

【中医视角】

甲状腺功能亢进症的中医认识

中医没有"甲状腺功能亢进症"这一病名，根据其临床表现归属于中医学"瘿病"范畴，病位在颈部，病变脏器波及肝、肾、心、脾、肺，但以肝肾为主。病因上既有先天禀赋不足，又有后天调理失度，更有外邪侵袭。肾阴不足不能上涵肝木，可致肝阳上亢，阳亢化风则见指舌颤动之症。肾阳不足，气不化津，为痰为饮，上结颈前则见颈前肿大。后天调理失度包括情志内伤、饮食不节等，郁怒伤肝，肝失疏泄，可致气机郁滞、血行不畅，或横逆犯脾、致湿生痰，或痰热瘀互结，结于颈前为甲状腺肿。内扰心神则为心悸易怒、怕热多汗，上犯肝窍则见眼突症状。饮食不节，损伤中焦，运化失职，聚湿生痰为患，故身倦乏力、精神不振、形体消瘦、苔白厚腻。外邪侵袭，内伤脏腑，生痰致瘀，结聚颈前，则成本病。

总之，本病以内伤虚损为基础，复加外邪侵袭，形成气、痰、瘀、火共同为患的本虚标实之证。

【中医调治】

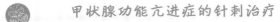 甲状腺功能亢进症的针刺治疗

方法一

1.取穴：风池、天突、肝俞、间使、丰隆、神门。

2.施术：施以泻法。留针20～30分钟，间歇行针。

3.主治：具有疏肝理气、化痰消瘿的功效，适用于气郁痰结型甲亢患者。

方法二

1.取穴：太冲、内庭、足三里、三阴交、晴明、承泣、瞳子髎。

2.施术：晴明、承泣、瞳子髎用平补平泻法，太冲、内庭、足三里用泻法，三阴交施补法，留针30分钟。

3.主治：具有清胃润燥、泻肝散结的功效，适用于肝火犯胃型甲亢患者。

【应时而食】

芒种时节饮食调养方面，饮食应清淡，宜辛温，忌滋腻，勿过咸、过甜，少食辛热之品，多食清热利湿、健脾利湿的食物，如薏苡仁、山药、白

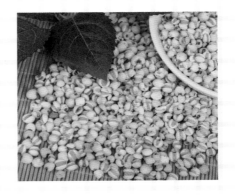

扁豆等。夏季气候炎热，人体汗出较多，因此不宜食用肥甘厚味及燥热之品，可多吃能祛暑益气、生津止渴的食物，以防人体新陈代谢

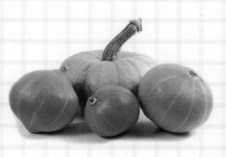

旺盛而导致的汗出外泄，耗气伤津。多吃补血养心、健脾益气的食物，如小米、豆制品、胡萝卜、南瓜、西红柿、鲤鱼、牛肉、兔肉、鸽子蛋等。甲减患者基础代谢低下，应注意蛋白质的补充，特别是有水肿的甲减患者，对于蛋类、奶类、瘦肉、黄豆的优质蛋白，适量食用可以改善全身营养状况。

【药膳厨房】

桑葚首乌糯米粥

原料：鲜桑葚100克（干品30克），何首乌粉15克，糯米60克，冰糖20克。

做法：鲜桑葚去柄洗净，糯米洗净，与鲜桑葚、冰糖一同入砂锅，加水600毫升，煮沸后改用小火，将何首乌粉用水调开，搅入煮熟粥中，粥沸后即可。每日早上食用。

功效：滋阴补血，补肝益肾。适用于甲状腺功能减退患者伴头晕乏力、耳鸣失眠、视力减退、神经衰弱、脱发等症状。

甲状腺功能检查结果

项目	检查数值	正常值	临床意义
促甲状腺激素（TSH）		0.3～5.0mIU/L	升高：原发性甲状腺功能减退症、伴有甲状腺功能低下的桥本甲状腺炎、外源性促甲状腺激素分泌肿瘤（肺、乳腺）、亚急性甲状腺炎恢复期 降低：见于甲状腺功能亢进、垂体性甲状腺功能低下、非促甲状腺激素瘤所致的甲状腺功能亢进
游离三碘甲状腺原氨酸（FT3）		2.0～6.6pmol/L	升高：见于甲状腺功能亢进 降低：见于甲状腺功能减退、慢性活动性肝炎、原发性胆汁性肝硬化等
游离甲状腺素（FT4）		10.3～31.0pmol/L	升高：见于甲状腺功能亢进 降低：见于甲状腺功能减退
三碘甲状腺原氨酸（T3）		1.6～3.0nmol/L	升高：见于甲状腺功能亢进，三碘甲状腺原氨酸型甲状腺功能亢进危象早期、缺碘性甲状腺肿、高甲状腺素结合球蛋白血症 降低：见于甲状腺功能减退、低甲状腺素结合球蛋白血症等
甲状腺素（T4）		65～155nmol/L	升高：甲状腺功能亢进症、高甲状腺素结合球蛋白血症、急性甲状腺炎、亚急性甲状腺炎、急性肝炎等 降低：甲状腺功能减退症、地方性甲状腺肿大、甲状腺炎全切术后、低甲状腺素结合球蛋白血症等

身体各项指标的测量结果

单位/指标	记录周期														
	1	2	3	4	5	6	7	8	9	10	11	12	13	14	15
请填写 **体 重 记 录**															
千克															
请填写 **BMI计算结果**															
数值															
请勾选 **饮 食 记 录**															
过饱															
正常															
不足															
请勾选 **运 动 记 录**															
过量															
正常															
不足															
请勾选 **情 绪 记 录**															
开心															
正常															
忧伤															

注：BMI是体重的指数。BMI=体重（kg）/身高^2（m^2），成年人BMI的正常值在18.5～23.9之间，BMI<18.5是偏瘦，24≤BMI<28是偏胖，28≤BMI≤32是肥胖，BMI>32是过度肥胖。

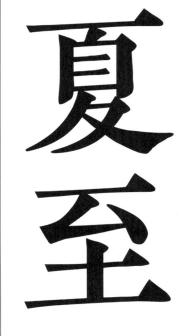

夏至

一候鹿角解 · 二候蜩始鸣 · 三候半夏生

鹿角解 解，有脱落的意思。夏至时节，鹿角会自然脱落。鹿角每年经历生长、死亡、脱落3个过程，其中生长过程长达三四个月。春天来临时，鹿的头顶长出凸起的骨质结构，交配期生长至最大，交配期结束后脱落。

蜩始鸣 蜩，即蝉、知了。夏至之后，蝉开始鸣叫。雄蝉腹部有一个发声器，能连续不断地发出响亮的声音，雌蝉腹部也有发声器，但不能发出声音。蝉的一生要经过卵、幼虫、成虫3个阶段，雌蝉在树上产卵，隔年经过太阳照射，卵孵化出幼虫钻入地下生活，成虫后回到树上生活。

半夏生 半夏是多年生草本植物，生长在溪边阴湿的草丛中或树下，地下部分的白色小块茎可入药，有良好的止咳祛痰作用，生食有毒。

夏至一般在每年公历6月21日或22日，是反映天体运动变化的天文类节气。《月令七十二候集解》："五月中，夏，假也，至，极也，万物于此皆假大而至极也。"古时人们用土圭测量日影以计时，夏至这天，日影最短，是北半球一年中白昼最长的一天，但并不是最热的一天。夏至期间，中国大部分地区气温较高，日照充足，作物生长较快。

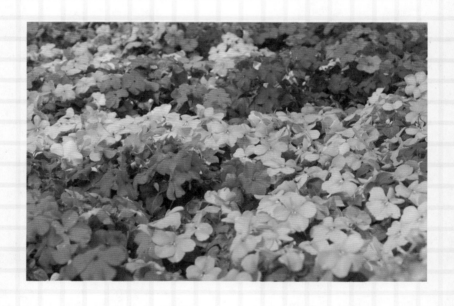

夏至节气的养生，仍以养阳为主，要顺应夏季阳盛于外的特点，注意保护阳气。夏至炎热多汗，不可剧烈运动至大汗淋漓，否则阴阳俱伤。汗出过多时，应及时补充水分，如淡盐水、绿豆盐水等。夏季炎热，宜晚睡早起，并且午睡补充夜晚睡眠的不足，以顺应自然界阳盛阴

衰的变化。夏日炎热，腠理开泄，易受风寒湿邪侵袭，睡眠时不宜吹风扇或空调，不宜夜晚露宿，更不宜在出汗后淋雨、冷水冲

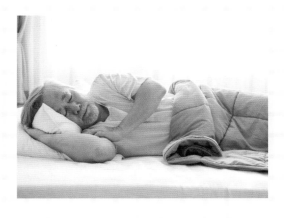

头，防止引起寒湿痹证。夏季要心情愉悦、畅达，这样有利于气机的宣泄。夏季运动要选择在清晨或傍晚，天气较凉爽的时间，场地宜选择在河边、公园、树荫阴凉处，可采用空气浴、日光浴、水浴，即通风开窗、户外活动、温水洗澡。

【疾病认知】

什么是甲状腺功能减退症

甲状腺功能减退症又称甲减，与甲亢正好相反，是甲状腺激素分泌或合成不足引起的全身新陈代谢减退的疾病。本病起病缓慢，以中老年妇女多见，男女患病比例大约为1∶5。甲减一般不会危及生命，但是由于甲减患者的代谢降低，身体各方面动力不足，易出现乏力、怕冷、肥胖、水肿、智力减退、反应迟钝、甲状腺肿大等症状和体征，严重影响身体健康和生活质量。特别是先天性或幼年时患甲减，会导致生长发育异常，尤其是影响脑部和骨骼的发育，易引发呆小病（克门病）。各型甲减后期均

可表现为黏液性水肿。因为多数甲减起病比较隐匿，症状不典型，在疾病早期不容易被识别，所以往往不能引起患者的足够重视并得到及时的诊断和治疗。临床上遇到以下症状需警惕甲减：身材矮小与智力低下（婴幼儿和儿童）；畏寒，体温低；行动迟缓，精神萎靡；皮肤苍白，表情淡漠；唇厚、发音不清或音调低哑；头发干燥，稀疏脆弱；心电图低电压伴窦性心律过缓；不明原因的血清总胆固醇和低密度脂蛋白胆固醇增高；不明原因的水肿和体重增加；甲状腺肿大而无甲亢表现。

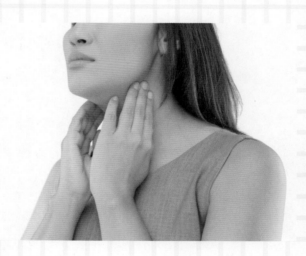

甲状腺功能减退症的中医认识

中医没有"甲状腺功能减退症"这一病名，根据其症状体征，将本病归属中医学"虚劳""水肿""五迟"等范畴。由于禀赋薄弱，先天不足，或多孕多产，久病伤肾，肾气虚衰；
或思虑伤脾，饮
食不节，损伤脾
胃，中气不足，
脾失健运，气血
生化之源不足；

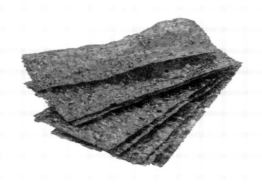

或外感邪气，耗伤中气，伤及脾阳，则阳虚气耗；或病程迁延日久，累及心肾之阳，损及宗气、元气，阳气无以生阴，气耗难以化血，以致阴伤血亏，或饮停血瘀而起病。患者呈阳虚气耗之象，多有非凹陷性水肿之症，主要临床表现有面色苍白或萎黄、神疲乏力、表情淡漠、形寒肢冷、浮肿、头晕、嗜睡、食欲缺乏、腹胀等，部分患者会贫血，女性则出现月经紊乱，严重者出现危证黏液性水肿昏迷。

【中医调治】

甲状腺功能减退症的针刺治疗

1.取穴。主穴：内关、合谷、关元、气海、足三里、三阴交，均取双侧穴。配穴：肾俞、命门、脾俞、胃俞、阳陵泉、曲池。

2.施术。以上诸穴均用温补手法，每日针刺1次，留针15～20分钟，其间行针2～3次。

3.主治。适用于甲减气血不足或阳气虚者。

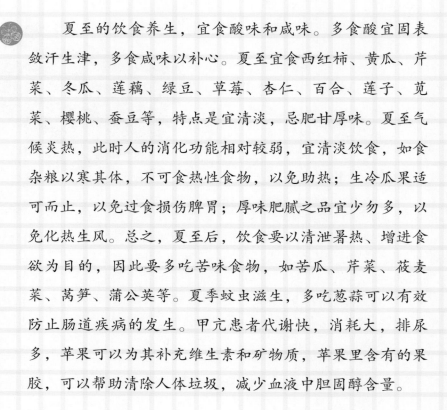

【应时而食】

夏至的饮食养生，宜食酸味和咸味。多食酸宜固表敛汗生津，多食咸味以补心。夏至宜食西红柿、黄瓜、芹菜、冬瓜、莲藕、绿豆、草莓、杏仁、百合、莲子、苋菜、樱桃、蚕豆等，特点是宜清淡，忌肥甘厚味。夏至气候炎热，此时人的消化功能相对较弱，宜清淡饮食，如食杂粮以寒其体，不可食热性食物，以免助热；生冷瓜果适可而止，以免过食损伤脾胃；厚味肥腻之品宜少勿多，以免化热生风。总之，夏至后，饮食要以清泄暑热、增进食欲为目的，因此要多吃苦味食物，如苦瓜、芹菜、莜麦菜、莴笋、蒲公英等。夏季蚊虫滋生，多吃葱蒜可以有效防止肠道疾病的发生。甲亢患者代谢快，消耗大，排尿多，苹果可以为其补充维生素和矿物质，苹果里含有的果胶，可以帮助清除人体垃圾，减少血液中胆固醇含量。

【药膳厨房】

白虎粥

原料：石膏100克，粳米50克，知母20克，鲜石斛10克。

做法：先将石膏、知母、鲜石斛以水煎煮30分钟，去渣留药汁。粳米洗净煮粥，粥将成时兑入药汁。

功效：养阴清热，适用于胃中郁热型甲亢，症见多食易饥、渴喜冷饮、胃脘灼痛、口舌干燥、头晕目眩、身体消瘦者。

甲状腺功能检查结果

项目	检查数值	正常值	临床意义
促甲状腺激素（TSH）		0.3 ~ 5.0mIU/L	升高：原发性甲状腺功能减退症、伴有甲状腺功能低下的桥本甲状腺炎、外源性促甲状腺激素分泌肿瘤（肺、乳腺）、亚急性甲状腺炎恢复期 降低：见于甲状腺功能亢进、垂体性甲状腺功能低下、非促甲状腺激素瘤所致的甲状腺功能亢进
游离三碘甲状腺原氨酸（FT3）		2.0 ~ 6.6pmol/L	升高：见于甲状腺功能亢进 降低：见于甲状腺功能减退、慢性活动性肝炎、原发性胆汁性肝硬化等
游离甲状腺素（FT4）		10.3 ~ 31.0pmol/L	升高：见于甲状腺功能亢进 降低：见于甲状腺功能减退
三碘甲状腺原氨酸（T3）		1.6 ~ 3.0nmol/L	升高：见于甲状腺功能亢进，三碘甲状腺原氨酸型甲状腺功能亢进危象早期、缺碘性甲状腺肿、高甲状腺素结合球蛋白血症 降低：见于甲状腺功能减退、低甲状腺素结合球蛋白血症等
甲状腺素（T4）		65 ~ 155nmol/L	升高：甲状腺功能亢进症、高甲状腺素结合球蛋白血症、急性甲状腺炎、亚急性甲状腺炎、急性肝炎等 降低：甲状腺功能减退症、地方性甲状腺肿大、甲状腺炎全切术后、低甲状腺素结合球蛋白血症等

身体各项指标的测量结果

单位/指标	记录周期														
	1	2	3	4	5	6	7	8	9	10	11	12	13	14	15
请填写　体　重　记　录															
千克															
请填写　BMI计算结果															
数值															
请勾选　饮　食　记　录															
过饱															
正常															
不足															
请勾选　运　动　记　录															
过量															
正常															
不足															
请勾选　情　绪　记　录															
开心															
正常															
忧伤															

注：BMI是体重的指数。BMI=体重（kg）/身高^2（m^2），成年人BMI的正常值在18.5～23.9之间，BMI<18.5是偏瘦，24≤BMI<28是偏胖，28≤BMI≤32是肥胖，BMI>32是过度肥胖。

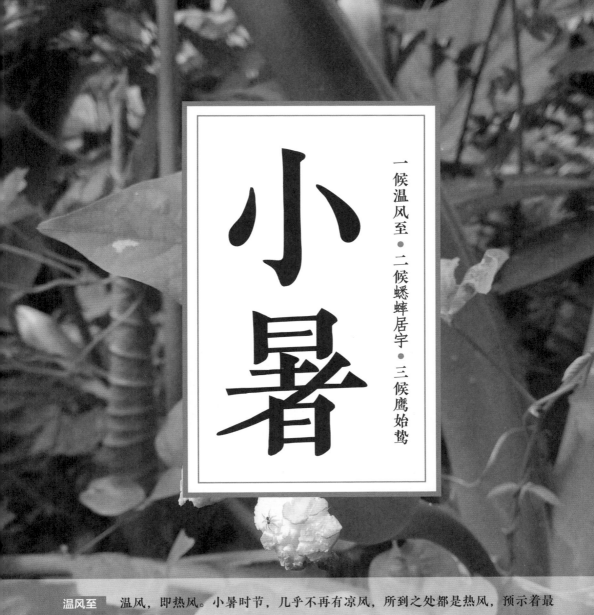

小暑

一候温风至 · 二候蟋蟀居宇 · 三候鹰始鸷

温风至 温风，即热风。小暑时节，几乎不再有凉风，所到之处都是热风，预示着最炎热的夏日即将来临。

蟋蟀居宇 "七月在野，八月在宇，九月在户，十月蟋蟀入我床下。"（出自《诗经·七月》）。其中，八月指农历六月，即小暑时节，宇有屋檐的意思。蟋蟀因受不了田野的热气，躲到屋檐或院子的角落避暑。

鹰始鸷 鸷，有凶猛、凶狠的意思。小暑时候，鹰受不了地面热气，飞到天空中避暑。另一种说法是，鹰从小暑开始教导小鹰捕食。

小暑一般在每年公历7月7日或8日，是反映炎热程度的气温类节气。"斗指辛为小暑，斯时天气已热，尚未达于极点，故名也。"《月令七十二候集解》："暑，热也，就热之中分为大小，月初为小，月中为大，今则热气犹小也。"暑，表示炎热的意思，小暑标志着季夏时节的正式开始。小暑为小热，意指天气开始炎热，但还未达到极热的程度。小暑过后，大地上便不再有一丝凉风，而是所有的风中都带着热浪。

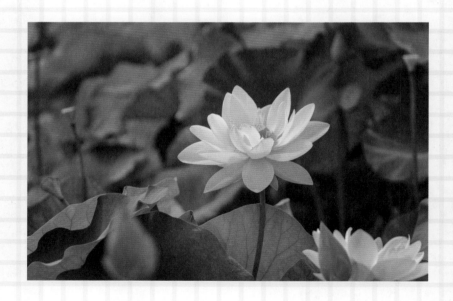

小暑节气的养生，重在清心除烦。小暑过后，即将入伏，天气炎热，易出现心烦不安、疲倦乏力的症状。夏季为心所主，养生重点在于保护心阳，应平心静气，确保心脏机能的旺盛，以符合"春夏养阳"之原则。小暑节气温度较高，降水增多，湿热较重，不仅要预防皮肤病，更有"夏不坐木"之说，以防止木头散发的湿热之气侵入人体，引起痔疮、痹证等疾病。暑热之邪耗气伤津，要宁心静气养心神，防"苦夏"。起居以迟睡早起为宜，最好养成午睡的习惯。炎热季节，宜少动多静，运动最好选在早上和晚上，晨练不宜过早，以免影响睡眠。

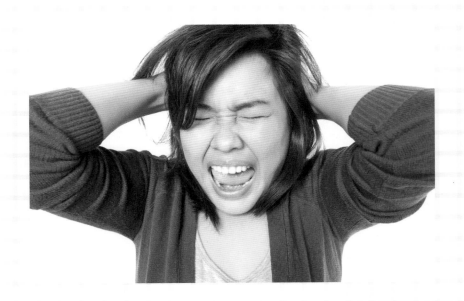

【疾病认知】

什么是甲状腺结节

甲状腺结节是内分泌系统的常见病和多发病，其发生、发展与基因、自身免疫、电离辐射、年龄、碘摄入量等多种因素相关。甲状腺结节是指各种原因导致甲状腺内出现的一个或多个组织结构异常的团块，吞咽动作时会随着甲状腺上下移动。虽能触及，但在超声检查中未被证实的"结节"，不能诊断为结节。体检未能触及，而在影像学检查偶然发现的结节称作"甲状腺意外结节"。根据结节的性质可分为：增生性甲状腺肿、结节性甲状腺肿、肿瘤性结节、囊肿性结节、炎症性结节，按结节数量多少又可分为单结节性甲状腺肿和多结节性甲状腺肿。

触诊发现，一般人群甲状腺结节的患病率为3%～7%，随着高分辨率B超在临床上的广泛应用，甲状腺结节的诊断更加精确，其发病率相对增加，为20%～70%。甲状腺结节临床上多见于中青年人群，女性多于男性，尤其是更年期妇女。甲状腺结节多为良性增生或胶性结节，恶性结节仅占甲状腺结节的5%左右。良性的甲状腺结节既不需要用药也不需要手术，但是如果在体检中发现结节，还是建议进一步确诊以排除恶性可能，这样更放心。

【中医视角】

甲状腺结节的中医认识

中医学中并无"甲状腺结节"这一病名，根据其临床表现，可归属为"瘿瘤"，是气郁、痰结、血瘀为病，

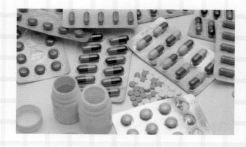

可发于单侧或双侧，其形可大可小，质可软可硬。多因水土失宜、情志内伤或饮食失调所致，但人体正气虚弱

是发病的内在因素。《黄帝内经》云："邪之所凑，其气必虚。"由于正气不足，邪气乘虚而入，结聚于经络、脏腑，导致气滞、痰凝、血瘀等病理变化。总之，历代中医学对甲状腺结节的形成归结于肝郁气滞、痰凝血瘀。本病初起多实，病久则由实致虚，尤以阴虚、气虚为主，故本病为虚实夹杂之证，以肝肾气（阴）虚为本。

【中医调治】

甲状腺结节的针刺治疗

针刺治疗甲状腺结节，主要治法是选取甲状腺结节局部进行围刺或甲状腺区临近腧穴加远部特定穴配合治疗。针刺治疗的原理是改善甲状腺结节局部血运，疏通经络。

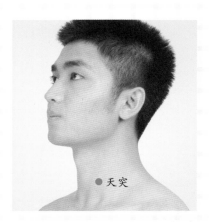

● 天突

1.穴位：风池、水突、天突、合谷、足三里、结节局部。

2.施术：上述穴位皆用泻法，采用强刺激，间歇留针30分钟。结节局部则根据其大小，一侧刺2~3针，先从结节外缘刺入皮肤，然后针尖向内呈45度角斜刺入到结节基底部，用小幅度提插捻转后留针15~20分钟，10日为1个疗程，间隔3~4日后可再行针刺。针刺时注意勿刺伤颈总动脉及喉返神经。

【应时而食】

小暑饮食宜偏酸，不仅可生津敛汗，而且可刺激胃酸分泌，起到杀菌的作用。适当吃一些含钾的食物，以补充机体因为出汗而流失的

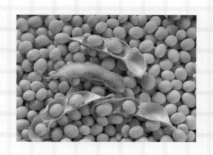

钾元素，如大豆、草莓、桃子、土豆、紫菜、芹菜等。小暑时节炎热、潮湿的气候，使人体的脾胃受阻，易出现四肢乏力、精神萎靡、恶心、出汗、舌苔厚腻等症状，在饮食上要清淡，少食油腻，可用薏苡仁、白扁豆、荷叶煮粥食用。多食薄荷、生姜、陈皮等醒脾的食物。可以食用苦瓜、芹菜等，消暑清热、促进血液循环、舒张血管。还可多吃些瓜果以清热降暑、生津止渴，如西瓜、香瓜、黄瓜等。甲亢患者可选用含淀粉的食物，如米饭、面条、馒头、粉皮、土豆、南瓜等，畜牧肉类如牛肉、猪肉、羊肉，富含钙、磷食物，如牛奶、果仁、低碘鱼。

【药膳厨房】

抑亢粥

原料：粳米100克，玄参15克，牡蛎20克，浙贝母15克。

做法：将玄参、牡蛎、浙贝母一同放入砂锅中煎汤取汁去渣，再放入粳米，煮成稀粥服食。

功效：清肝养阴。适用于甲亢患者食用。

甲状腺功能检查结果

项目	检查数值	正常值	临床意义
促甲状腺激素（TSH）		0.3～5.0mIU/L	升高：原发性甲状腺功能减退症、伴有甲状腺功能低下的桥本甲状腺炎、外源性促甲状腺激素分泌肿瘤（肺、乳腺）、亚急性甲状腺炎恢复期 降低：见于甲状腺功能亢进、垂体性甲状腺功能低下、非促甲状腺激素瘤所致的甲状腺功能亢进
游离三碘甲状腺原氨酸（FT3）		2.0～6.6pmol/L	升高：见于甲状腺功能亢进 降低：见于甲状腺功能减退、慢性活动性肝炎、原发性胆汁性肝硬化等
游离甲状腺素（FT4）		10.3～31.0pmol/L	升高：见于甲状腺功能亢进 降低：见于甲状腺功能减退
三碘甲状腺原氨酸（T3）		1.6～3.0nmol/L	升高：见于甲状腺功能亢进，三碘甲状腺原氨酸型甲状腺功能亢进危象早期、缺碘性甲状腺肿、高甲状腺素结合球蛋白血症 降低：见于甲状腺功能减退、低甲状腺素结合球蛋白血症等
甲状腺素（T4）		65～155nmol/L	升高：甲状腺功能亢进症、高甲状腺素结合球蛋白血症、急性甲状腺炎、亚急性甲状腺炎、急性肝炎等 降低：甲状腺功能减退症、地方性甲状腺肿大、甲状腺炎全切术后、低甲状腺素结合球蛋白血症等

请记录

身体各项指标的测量结果

单位/指标	记录周期														
	1	2	3	4	5	6	7	8	9	10	11	12	13	14	15
请填写 **体重记录**															
千克															
请填写 **BMI计算结果**															
数值															
请勾选 **饮食记录**															
过饱															
正常															
不足															
请勾选 **运动记录**															
过量															
正常															
不足															
请勾选 **情绪记录**															
开心															
正常															
忧伤															

注：BMI是体重的指数。BMI=体重（kg）/身高^2（m^2），成年人BMI的正常值在18.5～23.9之间，BMI<18.5是偏瘦，24≤BMI<28是偏胖，28≤BMI≤32是肥胖，BMI>32是过度肥胖。

大暑

一候腐草为萤 ● 二候土润溽暑 ● 三候大雨时行

腐草为萤 "季夏三月，腐草为萤"，古人认为大暑之后，腐败的枯草会化为萤火虫。其实是萤火虫将卵产在了枯枝落叶中，大暑时节孵化后，就仿佛是枯草变成了萤火虫。

土润溽暑 溽暑，即潮湿而闷热。大暑时土壤湿润，空气闷热且湿度很高，人们常常感觉不适，是一年中最热最难熬的时节。

大雨时行 大暑节气快要结束时，常有大的雷雨出现，雨势大但持续时间不长。大雨使暑湿减弱，天气渐渐向秋天过渡。

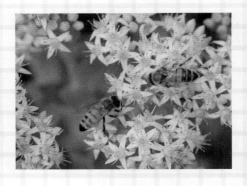

【节气概述】

大暑一般在每年公历7月22日或23日，是夏季的最后一个节气，也是反映炎热程度的气温类节气。"斗指丙为大暑，斯时天气甚烈于小暑，故名曰大暑。"《月令七十二候集解》中说："大暑，六月中。暑，热也，就热之中分为大小，月初为小，月中为大，今则热气犹大也。"大暑正值"中伏"前后，是一年中最热的时期，气温最高，农作物生长最快，人们普遍感觉"湿热"，汗出沾衣。

【节气养生】

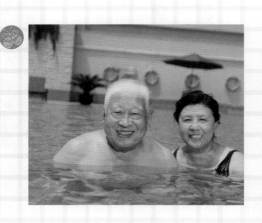

大暑节气为全年温度最高、阳气最盛的时节，所以防暑降温是大暑养生的重点。大暑在"三伏"中，常见的三伏贴就是依据"冬病夏治"的理论治疗疾病的一种方法。大暑是治疗冬季易发作的慢性疾病的最佳时期，故对于每逢冬季发作的慢性疾病，如肺系疾病、痹证等，是最佳的治疗时间，所以在夏季养生中尤其要细心调养，重点防治。运动养生首先要避免在闷热天气下的过度运动，但可以适当地加大运动量，如慢跑、爬山、游泳等皆可。注意出汗后，要及时补充体液，喝热水或热茶，不可冷水淋浴。此外，大暑时节，人体元气不足，不可狂欢喊叫，损伤肺气，应静心寡言，以养元气。

【疾病认知】

什么是甲状腺炎

甲状腺炎根据发病缓急分为急性甲状腺炎、亚急性甲状腺炎和桥本甲状腺炎三种，患者的甲状腺功能可以表现为正常、亢进或减退，这三种

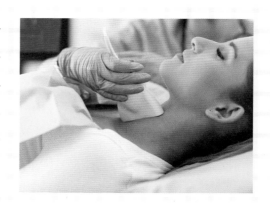

状态可单独出现或交替发生。

1.急性甲状腺炎。又称急性化脓性甲状腺炎，由细菌或其他微生物感染所致，较少见。发病前1~2周常有上呼吸道感染史，起病较急，临床表现为高热，全身不适，甲状腺部位疼痛、肿大和肿块，疼痛可波及耳部和枕部，伸颈和吞咽时疼痛加重，严重者可引起压迫症状。

2.亚急性甲状腺炎。是比较常见的甲状腺炎，可能与病毒感染有关，发病前常有上呼吸道感染史，整个腺体都会被波及，表现为发热（以低热为主，有时会出现高热）、甲状腺疼痛、肿大、质地较硬。

3.桥本甲状腺炎。又称慢性淋巴细胞性甲状腺炎，是一种自身免疫性疾病，可无任何症状，也是临床上最常见的甲状腺炎。表现为甲状腺肿大、对称、质硬而平滑，随吞咽运动，也可呈结节状。

甲状腺炎的中医认识

本病多属于中医之"瘿病""瘿痛"等范畴。其发病与外感风温、疫毒之邪及内伤七情有关。由于风温、疫毒之邪侵入肺卫，致卫表不和，肺失宣肃而见发热、恶寒、咳嗽、咽喉肿痛、汗出、头痛、周身酸楚等症状。风温挟痰结毒，壅滞于颈前，则见瘿肿而痛，结聚日久以致气血阻滞而不畅，痰瘀毒邪互结，则见瘿肿坚硬而痛。情志内伤，肝气郁结，气郁化火，肝火上炎，扰乱心神，可见冲任失调，故女子可见月经不调、经量稀少等。若反复不愈，病程日久者，可出现阴盛阳衰证，如怕冷、神疲懒动、多寐、声低懒言等症。故本病病机总属风热毒邪为主，气血痰热夹杂。

甲状腺炎的针刺治疗

临床上甲状腺炎的类型较多，针刺疗法主要是对症治疗，辨证取穴。常用的取穴方法为：

1.局部取穴法。以"腧穴所在，主治所及"为原则，即在病变部位明显的局部选取腧穴。

2.循经取穴法。以"经络所过，主治所及"为原则。因颈部有多条经络、经筋、经别循行，如手足厥阴经、手足太阴经、手足少阴经、手足阳明经，远端取照海，临近取俞府，配合肺俞，三穴合用共奏理气行滞化痰之功，联合中西医药物内服，疗效明显。

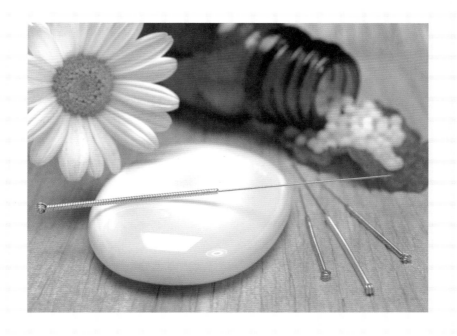

【应时而食】

大暑节气的食疗养生，主要是益气养阴、燥湿健脾。大暑节气，湿热熏蒸，最易阻遏气机，损伤阳气，故食燥湿健脾之品，可改善脾胃湿阻症状，如饮食无味、口中黏腻、肢体困重等症。在饮食上应多食用清淡、富有营养、易消化的食物，多喝水，如橘皮泡茶等；高温天气，出汗较多，耗气伤阴，故食益气养阴之品，以增强体质，

尤其是一些有补气降暑、强健脾胃作用的粥，如薏苡仁赤小豆粥、绿豆百合粥等。大暑时节可常吃的食物有山药、大枣、海

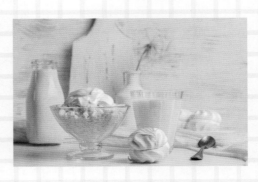

参、鸡蛋、牛奶、蜂蜜、莲藕、木耳、豆浆、百合等。由于此时体温升高，身体系统运作负荷较大，代谢率增加，营养消耗也随之增加，因此，补充营养更为重要，进补的食物以平性或凉性的肉制品为主，如鸭肉、猪瘦肉、鸽子肉等。同时，要注意饮食卫生，少喝冷饮，少吃温性、热性肉类，少吃甜食。甲亢病人应多喝水，防止因出汗增多，基础代谢加快，导致的体内水和矿物质过度流失。

【药膳厨房】

绿豆陈皮粥

原料：绿豆60克，大米30克，陈皮6克，红糖20克。

做法：砂锅内加清水、大米、绿豆、陈皮，煮至绿豆开花为度，放入红糖溶匀，备服。当粥食用。

功效：清肝泻火。适用于肝火亢盛所致的甲状腺肿大、眼球突出、烦躁易怒、面红目赤、汗多、怕热、口苦。

甲状腺功能检查结果

项目	检查数值	正常值	临床意义
促甲状腺激素（TSH）		0.3～5.0mIU/L	升高：原发性甲状腺功能减退症、伴有甲状腺功能低下的桥本甲状腺炎、外源性促甲状腺激素分泌肿瘤（肺、乳腺）、亚急性甲状腺炎恢复期 降低：见于甲状腺功能亢进、垂体性甲状腺功能低下、非促甲状腺激素瘤所致的甲状腺功能亢进
游离三碘甲状腺原氨酸（FT3）		2.0～6.6pmol/L	升高：见于甲状腺功能亢进 降低：见于甲状腺功能减退、慢性活动性肝炎、原发性胆汁性肝硬化等
游离甲状腺素（FT4）		10.3～31.0pmol/L	升高：见于甲状腺功能亢进 降低：见于甲状腺功能减退
三碘甲状腺原氨酸（T3）		1.6～3.0nmol/L	升高：见于甲状腺功能亢进，三碘甲状腺原氨酸型甲状腺功能亢进危象早期、缺碘性甲状腺肿、高甲状腺素结合球蛋白血症 降低：见于甲状腺功能减退、低甲状腺素结合球蛋白血症等
甲状腺素（T4）		65～155nmol/L	升高：甲状腺功能亢进症、高甲状腺素结合球蛋白血症、急性甲状腺炎、亚急性甲状腺炎、急性肝炎等 降低：甲状腺功能减退症、地方性甲状腺肿大、甲状腺炎全切术后、低甲状腺素结合球蛋白血症等

请记录

身体各项指标的测量结果

单位/指标	记录周期														
	1	2	3	4	5	6	7	8	9	10	11	12	13	14	15
请填写　体 重 记 录															
千克															
请填写　BMI计算结果															
数值															
请勾选　饮 食 记 录															
过饱															
正常															
不足															
请勾选　运 动 记 录															
过量															
正常															
不足															
请勾选　情 绪 记 录															
开心															
正常															
忧伤															

注：BMI是体重的指数。BMI=体重（kg）/身高^2（m^2），成年人BMI的正常值在18.5～23.9之间，BMI<18.5是偏瘦，24≤BMI<28是偏胖，28≤BMI≤32是肥胖，BMI>32是过度肥胖。

立秋

一候凉风至 · 二候白露降 · 三候寒蝉鸣

凉风至 立秋之后，我国大部分地区开始刮偏北风，偏南风逐渐减少，随着气温的降低，此时的风给人们带来丝丝凉意，已不是酷暑时的热风。

白露降 古人认为立秋后，湿气凝结为露，而秋属金，金在五行中对应白色，故称为"白露"。现代科学表明，立秋后天气逐渐转凉，昼夜温差较大，夜晚空气中的水汽遇冷凝结成水珠，密集地附着在花草树木上。

寒蝉鸣 寒蝉，即秋天的知了。立秋后，知了感知到气温凉爽、光照适宜，于是开始鸣叫求偶。雄蝉通过振动腹部的发声器来鸣叫，吸引雌蝉进行交配。

立秋一般在每年公历8月7日或8日，是秋季的第一个节气，也是反映季节变化的季节类节气。"斗指西南，维为立秋，阴意出地始杀万物，按秋训禾，谷熟也。"《月令七十二候集解》："秋，揫也，物于此而揫敛也"。"立"是开始的意思，"秋"是指庄稼成熟的时期。立秋不仅预示暑去凉来，也表示草木开始结果孕子，收获的季节到了。立秋（节气）以后，下一次雨凉快一次，因而有"一场秋雨一场寒"的说法。但从气候特点来说，立秋时节由于盛夏炎热未消，秋阳肆虐，特别是南方很多地区仍处于炎热之中，但夜间的温度明显下降，昼夜温差开始逐步加大。

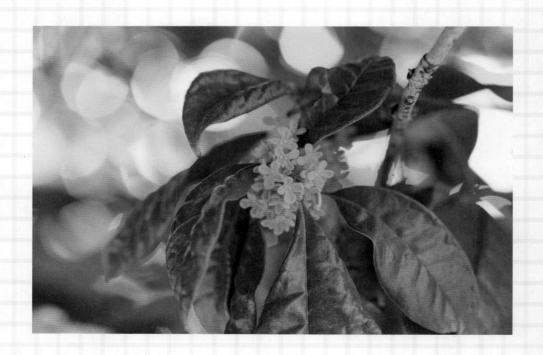

【节气养生】

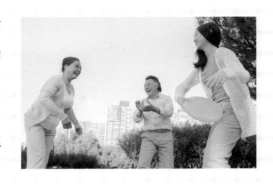

立秋是由热转凉的交接节气，也是阳气渐收，阴气渐长，由阳盛逐渐转变为阴盛的时期，因此秋季养生，凡精神情志、饮食起居、运动锻炼皆以养收为原则。立秋过后，肺的功能开始处于旺盛时期，肺五行属金，在肺为燥，在志为悲，故秋季养生原则应为"使志安宁，以缓秋刑，收敛神气，使秋气平，无外其志，使肺气清"。注意情绪调节，做到内心宁静、心情舒畅，运动也要把保护体内的阴气作为首要目的，选择轻松平缓的项目，如晨练、爬山等。起居方面最好做到早卧早起，与鸡俱兴，增加夜里的睡眠时间，并且要盖好被子，防止着凉。着衣不宜太多，以便提高机体对气候转冷的适应能力。

【疾病认知】

甲状腺肿应如何治疗

目前对单纯性甲状腺肿以观察为主，一般不需要治疗，尤其是轻微甲状腺肿，没有临床症状并且甲状腺功能正常者，可随诊观察。

因缺碘导致甲状腺肿者，应补碘剂。地方性甲状腺肿应用碘剂或食用加碘盐进行防治。如果能够查明导致甲状腺肿的原因，则应对应治疗。

本病一般不采用手术治疗，但当发生压迫症状或怀疑有甲状腺癌者，或大结节与混合型合并坏死、囊性变、出血及其他

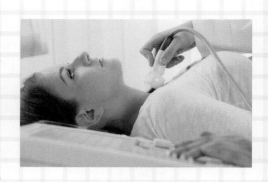

退行性变者可做甲状腺切除术。B超证实甲状腺肿钙化者或甲状腺肿合并甲状腺功能亢进症者也可手术治疗。术后需长期补充甲状腺激素治疗，以免复发。若不适用于手术治疗者可采用放射性碘治疗，可以使肿大的甲状腺的体积缩小30%～50%。

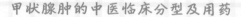

甲状腺肿的中医临床分型及用药

1.气郁痰阻证：表现为颈前正中肿大，质软不痛，颈部觉胀，胸闷，喜太息，或兼胸胁窜痛，病情的波动常与情志因素有关，舌苔薄白，脉弦。治宜理气疏郁、化痰消瘿。方用四海舒郁丸加减。

2.痰结血瘀证：表现为颈前出现肿块，按之较硬或有结节，肿块经久未消，胸闷，食欲缺乏，舌苔薄白或白腻，脉弦或涩。治宜理气活血、化痰消瘿。方用海藻玉壶汤加减。

3.肝火旺盛证：表现为颈前轻度或中度肿大，一般柔软、光滑，烦热，容易出汗，性情急躁易怒，眼球突

出，手指颤抖，面部烘热，口苦，舌质红，苔薄黄，脉弦数。治宜清泄肝火。方用栀子清肝汤合藻药散加减。

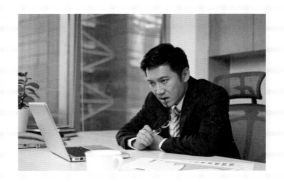

4.心肝阴虚证：表现为瘿肿或大或小、质软，病起较缓，心悸不宁，心烦少寐，易出汗，手指颤动，眼干，目眩，倦怠乏力，舌质红，舌体颤动，脉弦细数。治宜滋养阴精、宁心柔肝。方用天王补心丹加减。

【中医调治】

单纯性甲状腺肿的艾灸治疗

1.取穴。一组：阴陵泉、脾俞、膈俞、肺俞。二组：尺泽、丰隆、章门、膻中、中府。

2.施术。两组交替使用，可用温和灸或隔姜灸。脾俞、膈俞、肺俞采用隔蒜灸或瘢痕灸，疗效更好。每日灸治1次，10次为1个疗程，疗程间可休息3～5天，一般需要坚持10个疗程以上。

3.主治。本方既有行气消痰作用又有活血化瘀作用，适用于各种甲状腺肿。

4.注意。若肿物较大，则在其顶端每日灸5～10分钟，切忌瘢痕灸。根据患者身体状况，如果出现肢体麻木情况，在阳陵泉、神厥、环跳穴加灸。

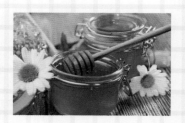

立秋食疗应滋阴养肺，多吃生津润燥的食物。立秋之后，天气由热转凉，饮食不宜过于生冷，以免造成肠胃消化不良，引发各种消化道疾病。秋季燥邪当令，肺为娇脏，与秋季燥气相通，适当吃润燥滋肺的食物，如芝麻、枸杞子、百合、糯米、大米、蜂蜜、枇杷、菠萝、乳制品等。此外，酸味收敛肺气，与秋季相应，可适当多食酸味果蔬。忌食刺激性强、辛辣、燥热的食物，尽量少吃葱、姜等辛味之品，但可吃一些辛香气味的食物，如芹菜。甲亢患者应多食滋阴食物，如鸭肉、甲鱼、蚬子、蛙等，常喝薏苡仁粥。苦瓜能健脾开胃，有利于营养物质的吸收，增强免疫力，其所含的维生素C，能提高免疫力，有助于预防亚急性甲状腺炎。金针菇具有抗菌消炎、抵抗疲劳等食疗功效，有助于辅助治疗甲状腺炎。

【药膳厨房】

枸杞子清蒸鱼

原料：鲜鲤鱼或鲢鱼1条，枸杞子40克，百合30克，金针菜50克，酱油、盐各适量。

做法：将鱼开膛洗净，金针菜用水发好，共同放入盘中，加入百合、枸杞子、酱油、盐上笼蒸透后食用。

功用：平补肝肾，养阴清热。适用于阴虚之甲亢。

甲状腺功能检查结果

项目	检查数值	正常值	临床意义
促甲状腺激素（TSH）		0.3～5.0mIU/L	升高：原发性甲状腺功能减退症、伴有甲状腺功能低下的桥本甲状腺炎、外源性促甲状腺激素分泌肿瘤（肺、乳腺）、亚急性甲状腺炎恢复期 降低：见于甲状腺功能亢进、垂体性甲状腺功能低下、非促甲状腺激素瘤所致的甲状腺功能亢进
游离三碘甲状腺原氨酸（FT3）		2.0～6.6pmol/L	升高：见于甲状腺功能亢进 降低：见于甲状腺功能减退、慢性活动性肝炎、原发性胆汁性肝硬化等
游离甲状腺素（FT4）		10.3～31.0pmol/L	升高：见于甲状腺功能亢进 降低：见于甲状腺功能减退
三碘甲状腺原氨酸（T3）		1.6～3.0nmol/L	升高：见于甲状腺功能亢进，三碘甲状腺原氨酸型甲状腺功能亢进危象早期、缺碘性甲状腺肿、高甲状腺素结合球蛋白血症 降低：见于甲状腺功能减退、低甲状腺素结合球蛋白血症等
甲状腺素（T4）		65～155nmol/L	升高：甲状腺功能亢进症、高甲状腺素结合球蛋白血症、急性甲状腺炎、亚急性甲状腺炎、急性肝炎等 降低：甲状腺功能减退症、地方性甲状腺肿大、甲状腺炎全切术后、低甲状腺素结合球蛋白血症等

请记录
身体各项指标的测量结果

单位/指标	记录周期														
	1	2	3	4	5	6	7	8	9	10	11	12	13	14	15
请填写 **体 重 记 录**															
千克															
请填写 **BMI计算结果**															
数值															
请勾选 **饮 食 记 录**															
过饱															
正常															
不足															
请勾选 **运 动 记 录**															
过量															
正常															
不足															
请勾选 **情 绪 记 录**															
开心															
正常															
忧伤															

注：BMI是体重的指数。BMI=体重（kg）/身高^2（m^2），成年人BMI的正常值在18.5～23.9之间，BMI<18.5是偏瘦，24≤BMI<28是偏胖，28≤BMI≤32是肥胖，BMI>32是过度肥胖。

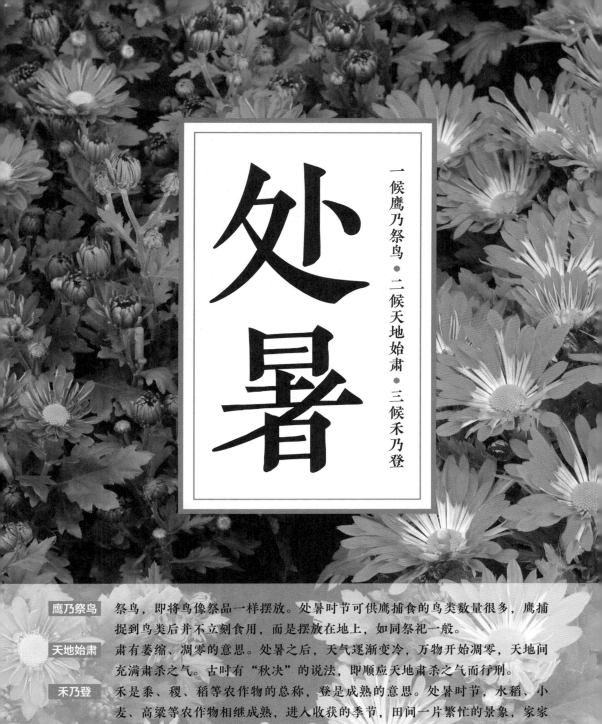

处暑

一候鹰乃祭鸟 · 二候天地始肃 · 三候禾乃登

鹰乃祭鸟 祭鸟，即将鸟像祭品一样摆放。处暑时节可供鹰捕食的鸟类数量很多，鹰捕捉到鸟类后并不立刻食用，而是摆放在地上，如同祭祀一般。

天地始肃 肃有姜缩、凋零的意思。处暑之后，天气逐渐变冷，万物开始凋零，天地间充满肃杀之气。古时有"秋决"的说法，即顺应天地肃杀之气而行刑。

禾乃登 禾是黍、稷、稻等农作物的总称，登是成熟的意思。处暑时节，水稻、小麦、高粱等农作物相继成熟，进入收获的季节，田间一片繁忙的景象，家家户户洋溢着丰收的喜悦。

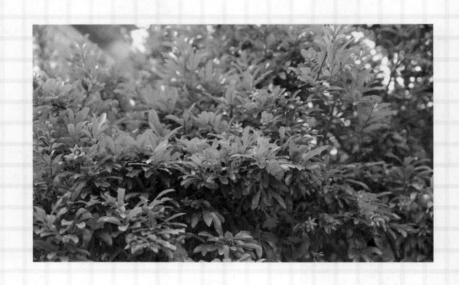

处暑一般在每年公历8月23日或24日，是反映气温由炎热向寒冷过渡的气温类节气。"斗指戊为处暑，暑将退，伏而潜处，故名也。"《月令七十二候集解》说："处，去也，暑气至此而止矣。"处有躲藏、终止意思，"处暑"，即为"出暑"，表示炎热即将过去，暑气将于这一天结束。处暑以后，将进入气象意义的秋天，我国大部分地区气温逐渐下降，昼夜温差较大，易出现"秋老虎"，湿度降低，秋高气爽。

处暑节气的养生原则在和，和阴阳，和寒暑，以适应秋"收"的特点。处暑时节，秋燥明显，人体易出现燥证，不适应冷热变化者易出现秋乏。首先要改变夏季晚睡的习惯，做到早睡早起，还要适当午睡。入睡后腹部要盖一些衣被，以防腹部受凉，诱发感冒、腹泻。可多安排

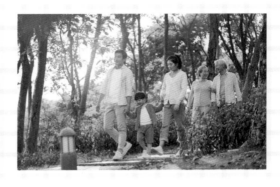

些能就地取材的运动，如扩胸运动、伸展运动。适当地进行户外运动，如快走、登山等，以排除夏季郁积在体内的湿热，提高免疫力。处暑时要注意收敛神志，使神志安宁、情绪安静，切忌情绪大起大落，可通过听音乐、练习书法、钓鱼等方式以安神定志。

【疾病认知】

甲状腺功能亢进症应如何治疗

甲状腺功能亢进症可通过药物、放射性碘或手术得到治疗，但治疗时应因人而异，综合考量患者的年龄、身体健康状况、甲状腺肿的大小等指标，尤其是手术治疗，应在内科治疗无效、严格手术适应证的前提下进行。

1.药物治疗

抗甲状腺药物有两种，分别是咪唑类和硫氧嘧啶类，代表药物分别为甲巯咪唑（又称他巴唑）和丙基硫氧嘧啶（又称丙嘧）。药物治疗适合甲状腺功能亢进症的孕妇、儿童甲状腺轻度肿大的患者，治疗一般需要1～2年，治疗中需要根据甲状腺功能情况增减药物剂量。

2.放射性碘治疗

放射性碘治疗适用于甲状腺中度肿大或甲状腺功能

亢进症复发的患者，
医生根据患者甲状腺
对放射碘的摄取率，
计算每个患者需要的
放射剂量。放射碘治
疗不适合有甲状腺眼
病的甲状腺功能亢进症患者，因为治疗后眼病可能会加
重。此外，放射碘禁止用于孕妇和哺乳期妇女。

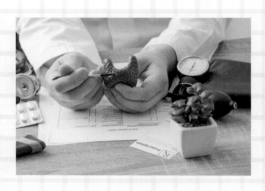

3.手术治疗

手术治疗适用于那些甲状腺肿大显著，或高度怀疑
甲状腺恶性肿瘤，或甲状腺肿大有压迫气管引起呼吸困难
者。手术前需要用药物将甲状腺功能控制在正常范围，还
需要口服复方碘溶液做术前准备。

【中医视角】

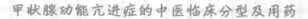

甲状腺功能亢进症的中医临床分型及用药

1.气瘀痰结型：临床表现为颈前结块肿大，弥漫对
称，肿块光滑、柔软，性急易怒，胸闷胁痛，怕热多汗，
颈部憋胀，吞咽不爽，喉间有痰，舌质淡红，苔白厚腻，
脉弦滑或弦数有力。治当理气疏郁，化痰散结。方选四海
舒郁丸加减。

2.气阴两虚型：临床表现为颈前轻度肿大或不肿大，
神疲乏力，口干咽燥，气促多汗，心悸少寐，面色萎黄，
腰膝酸软，便溏纳差，下肢浮肿，指舌颤动，舌质红，苔

少，脉沉细数无力。治当益气养阴，涤痰散结。方选牡蛎散合生脉饮加减。

3.阳亢风动型：临床表现为心悸而烦，发热多汗，性急易怒，口干不欲饮，消谷善饥，形体消瘦，头晕目眩，指舌颤动，颈前肿大，目突如脱，舌质红，苔少，脉弦细数而有力。治当滋阴潜阳，熄风豁痰。方选珍珠丸加减。

4.肝胃火旺型：临床表现为颈前肿大而柔软光滑，面红目赤，心悸失眠，性急易怒，口苦咽干，多食善饥，畏热汗出，口渴喜冷饮，头晕目眩，指舌颤动，形体消瘦，舌质红，苔黄燥，脉沉弦数有力。治当清肝泻胃、育阴散结。方选龙胆泻肝汤合清胃散加减。

【中医调治】

甲状腺功能亢进症的艾灸治疗

1.取穴：水突、颈椎3～5、内关、间使、三阴交为主，配合神门、足三里、太溪、复溜、太冲。眼突加上天柱、风池。

2.施术：每日1次，每次取以上穴位3～5个，每穴各灸5分钟，隔日轮换穴位。

【应时而食】

秋燥最易伤人体津液，处暑节气建议多食用蔬菜、水果等多汁的食品，以补充人体的津液，如黄瓜、西红柿、冬瓜、白萝卜、梨、苹果、葡萄、甘蔗、菠萝、粥、汤，尽量少吃寒凉食物，忌大量生食瓜果。可食用一些养阴润肺生津之品，如鸭肉、牛肉、大枣、莲子、蜂蜜、山药、桂圆、薏苡仁等。另外，随着气候渐渐干燥，身体里肺经当值，这时可多吃滋阴润燥食物，防止燥邪伤肺，可饮蜂蜜水以及粗纤维食物如甘薯、麦片、芹菜等防止燥性便秘。甲状腺炎患者应补充富含维生素C的食物，适当摄入含硒丰富的食物，增强免疫力。吞咽疼痛明显者，进食易消化的流质饮食，或膳食纤维含量少的食物。对于已经有甲状腺炎且有疼痛感的患者，可进食葡萄，因葡萄富含花青素，还能补充一定量的维生素C，有助于缓解炎症。

【药膳厨房】

荷兰豆炒胡萝卜

原料：荷兰豆100克，胡萝卜120克，黄豆芽80克，盐2克，鸡粉2克，植物油、料酒、水淀粉各适量，蒜末、葱段各少许。

做法：胡萝卜去皮，洗净，切片，加盐焯水，捞出。黄豆芽洗净。荷兰豆洗净，焯水，捞出。锅中放植物油加热，加入蒜末、葱段爆香，放入荷兰豆、胡萝卜片、黄豆芽，加料酒、鸡粉、盐翻炒均匀。倒入适量水淀粉勾芡即可。

功效：补肝明目，润肠通便。适用于甲状腺功能减退症患者，症见双目干涩、大便不通等症状。

甲状腺功能检查结果

项目	检查数值	正常值	临床意义
促甲状腺激素（TSH）		0.3～5.0mIU/L	升高：原发性甲状腺功能减退症、伴有甲状腺功能低下的桥本甲状腺炎、外源性促甲状腺激素分泌肿瘤（肺、乳腺）、亚急性甲状腺炎恢复期 降低：见于甲状腺功能亢进、垂体性甲状腺功能低下、非促甲状腺激素瘤所致的甲状腺功能亢进
游离三碘甲状腺原氨酸（FT3）		2.0～6.6pmol/L	升高：见于甲状腺功能亢进 降低：见于甲状腺功能减退、慢性活动性肝炎、原发性胆汁性肝硬化等
游离甲状腺素（FT4）		10.3～31.0pmol/L	升高：见于甲状腺功能亢进 降低：见于甲状腺功能减退
三碘甲状腺原氨酸（T3）		1.6～3.0nmol/L	升高：见于甲状腺功能亢进，三碘甲状腺原氨酸型甲状腺功能亢进危象早期、缺碘性甲状腺肿、高甲状腺素结合球蛋白血症 降低：见于甲状腺功能减退、低甲状腺素结合球蛋白血症等
甲状腺素（T4）		65～155nmol/L	升高：甲状腺功能亢进症、高甲状腺素结合球蛋白血症、急性甲状腺炎、亚急性甲状腺炎、急性肝炎等 降低：甲状腺功能减退症、地方性甲状腺肿大、甲状腺炎全切术后、低甲状腺素结合球蛋白血症等

身体各项指标的测量结果

单位/指标	记录周期														
	1	2	3	4	5	6	7	8	9	10	11	12	13	14	15
请填写 体重记录															
千克															
请填写 BMI计算结果															
数值															
请勾选 饮食记录															
过饱															
正常															
不足															
请勾选 运动记录															
过量															
正常															
不足															
请勾选 情绪记录															
开心															
正常															
忧伤															

注：BMI是体重的指数。BMI=体重（kg）/身高^2（m^2），成年人BMI的正常值在18.5～23.9之间，BMI<18.5是偏瘦，24≤BMI<28是偏胖，28≤BMI≤32是肥胖，BMI>32是过度肥胖。

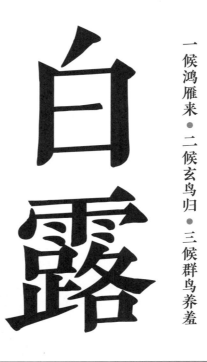

白露

一候鸿雁来 ● 二候玄鸟归 ● 三候群鸟养羞

鸿雁来	鸿雁即大雁，是一种季节性候鸟。白露时节，北方天气开始变冷，气温骤降，已不再适合大雁生存，大雁便飞往南方越冬。与雨水第二候"候雁北"对应，大雁在雨水时节飞来北方，白露时节飞回南方。
玄鸟归	玄鸟即燕子，是一种与人亲近的益鸟。白露时节，气温降低，庄稼收割结束，燕子的食物减少，它们便启程飞回南方度过冬天。与春分第一候"元鸟至"对应，燕子在春分时节飞来北方，白露时节飞回南方。
群鸟养羞	羞即馐，美食的意思。养羞即储藏食物。秋天是收获的季节，各种植物的种子都可供鸟类食用，鸟类会将种子作为食物带回自己的巢中以备冬季食用。

白露一般在每年公历9月7日或8日，是反映自然水汽变化的节气，"斗指癸为白露，阴气渐重，凝而为露，故名白露。"《月令七十二候集解》："八月节，秋属金，金色白，阴气渐重，露凝而白也。"露是由于温度降低，水汽在地面或近地物体上凝结而成的水珠。白露节气后，气温开始下降，天气转凉，昼夜温差可达10℃。阳气在夏至达到顶点，阴气在此时兴起，且逐渐加重，清晨的露水随之日益加厚，凝结成一层白白的水滴，所以称之为白露。

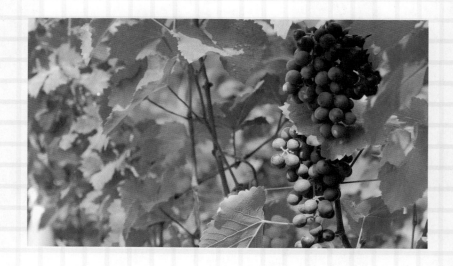

白露节气，全年昼夜温差最大，是真正秋凉季节的开始，容易发生鼻腔疾病、哮喘病和支气管病。白露以后，易出现口干、唇干、咽干、皮肤干燥等典型的"秋燥"表现。燥邪伤肺，因此白露时节养生重在养肺。此时要注意早晚添加衣被，不可贪凉，要注意足部保暖。运动强度可适当加大，选择慢跑、打太极拳、做体操等，以汗出但不疲倦为度。

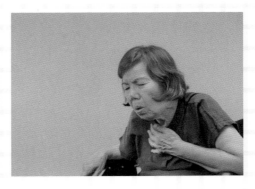

白露时节，肺气清肃，此时情绪不能波动太大，特别是悲秋之人，要保持情绪稳定，凝神定志，以免影响肺气，还要注意心理养生，保持愉快的心情，多与朋友进行交流，以免心情抑郁。糖尿病患者、体质较弱的老人和儿童、心脑血管疾病患者、慢性支气管炎患者、哮喘病患者和关节炎患者都不适合"秋冻"。

【疾病认知】

甲状腺功能减退症应如何治疗

甲减的治疗多以药物和放射性核素碘治疗为主。

1.药物治疗

药物治疗即甲状腺激素替代疗法，通过服药来补充体内的甲状腺激素，药物治疗的目标是将甲状腺激素水平和血清TSH恢复到正常范围，需要终生服药。服药后症状得以改善，一旦停药会马上反弹。治疗的剂量取决于患者的病情、年龄、体重和个体差异。常用的治疗药物有甲状腺片、L-甲状腺素钠片和甲碘胺。

2.放射性核素碘治疗

放射性核素碘治疗也是甲减的常用治疗方法，主要适用于合并心、肝、肾疾病不宜手术者，年龄在30岁以上患者，中等度的格雷夫斯甲亢者，抗甲亢药物长期治疗无效者，药物过敏和停药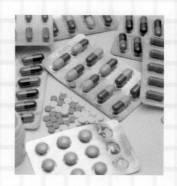后复发者。年龄在20岁以下的患者和处于哺乳期、妊娠期的患者等不适合使用此疗法。

甲状腺功能减退症的中医临床分型及用药

1.脾肾阳虚型：表现为面色苍白，倦怠乏力，表情淡漠，头晕耳鸣，嗜睡健忘，畏寒肢冷，腹胀纳呆，男子阳痿，女子闭经或崩漏，性欲冷淡，舌淡嫩，边有齿印，苔白腻，脉沉细无力。治宜温阳益气，健脾补肾。方选补中益气汤合右归丸加减。

2.阳虚湿盛型：周身浮肿，以双下肢为甚，小便量少，脘腹满闷，周身沉重，酸软无力，纳呆，舌体胖大而淡嫩，苔白腻，脉沉迟无力。治宜温阳益气，化气行水。方选真武汤合五苓散加减治疗。

3.水气凌心型：胸闷憋气，心悸怔忡，咳嗽气喘，动则加重，双下肢肿甚，小便短少，舌淡，苔白，脉沉迟、细弱。治宜健脾温肾，补益心阳，化气行水。方选真武汤合生脉散加减。

4.痰血瘀阻型：皮肤粗糙，肢体麻木，女子闭经，舌质紫暗，或有瘀斑，脉沉迟涩。治宜温阳益气，活血化瘀，化痰行水。方选肾气丸合血府逐瘀汤加减。

【中医调治】

甲状腺功能减退症的艾灸治疗

甲减患者一般都是虚证，气血不足、脾肾阳虚者适宜灸法。

方法1

1.取穴：肾俞、脾俞、关元、三阴交、足三里、中脘、阴陵泉、曲池、合谷、气海。

2.施术：温针法，将枣核大小的艾绒捏捻在针柄上，每次2壮，灸2～3穴，交替使用，每日1次。

3.主治：适用于气血不足型甲减。

方法2

1.取穴：肾俞、脾俞、命门。

2.施术：用熟地黄30克，山药15克，山茱萸9克，枸杞子9克，菟丝子12克，鹿角胶12克，杜仲12克，肉桂6克，当归9克，制附子6克，共研细末，制成中药粉铺在穴位上，厚1厘米，以直径4厘米之艾炷，在药粉上施灸，温度以病人舒适为宜，或自感有热气向肚腹内传导为度，每周灸3次，每次3穴，每穴灸3～5壮，4个月为1个疗程。

3.主治：适用于脾肾阳虚型甲减。

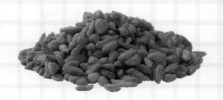

【应时而食】

秋季人体的精气开始收藏，有利于补品的吸收藏纳，有助于改善脏腑功能，正是进补的大好时机，可选用补而不峻、防燥不腻的平补之品，如桂圆、莲子、大枣、山药、银耳、枸杞子、黑芝麻、核桃仁等。白露时节"心脏气微，肺金用事，宜减苦增辛，助筋补血，以养心肝脾胃"。饮食上既要注意忌吃辛味食物，也不宜进食太饱，以免肠胃积滞，变生胃肠疾病。因夏季气血都在体表四肢，内里胃肠空虚，秋季是一个机体气血由外走内的季节，此时若饮食不注意便要生病，因此不可进食太饱，使肠胃壅塞；另一方面，也要预防秋燥，饮食上多吃辛润食物，如梨、百合、甘蔗、芋头、萝卜、银耳等。

【药膳厨房】

枸杞子南枣煲鸡蛋

原料：枸杞子30克，南枣10克，鸡蛋2个。

做法：将枸杞子、南枣（去核）加适量水，用小火炖1小时，捞出枸杞子、南枣，再把鸡蛋敲开放入，煮成荷包蛋食用即可。

功效：滋阴补血，益脾胃，补肝肾。适用于甲状腺功能亢进出现的心悸，气促，失眠，多梦汗出，易饥喜饮，大便干结，眼球突出，脖颈肿大，形体消瘦等。

甲状腺功能检查结果

项目	检查数值	正常值	临床意义
促甲状腺激素（TSH）		0.3~5.0mIU/L	升高：原发性甲状腺功能减退症、伴有甲状腺功能低下的桥本甲状腺炎、外源性促甲状腺激素分泌肿瘤（肺、乳腺）、亚急性甲状腺炎恢复期 降低：见于甲状腺功能亢进、垂体性甲状腺功能低下、非促甲状腺激素瘤所致的甲状腺功能亢进
游离三碘甲状腺原氨酸（FT3）		2.0~6.6pmol/L	升高：见于甲状腺功能亢进 降低：见于甲状腺功能减退、慢性活动性肝炎、原发性胆汁性肝硬化等
游离甲状腺素（FT4）		10.3~31.0pmol/L	升高：见于甲状腺功能亢进 降低：见于甲状腺功能减退
三碘甲状腺原氨酸（T3）		1.6~3.0nmol/L	升高：见于甲状腺功能亢进，三碘甲状腺原氨酸型甲状腺功能亢进危象早期、缺碘性甲状腺肿、高甲状腺素结合球蛋白血症 降低：见于甲状腺功能减退、低甲状腺素结合球蛋白血症等
甲状腺素（T4）		65~155nmol/L	升高：甲状腺功能亢进症、高甲状腺素结合球蛋白血症、急性甲状腺炎、亚急性甲状腺炎、急性肝炎等 降低：甲状腺功能减退症、地方性甲状腺肿大、甲状腺炎全切术后、低甲状腺素结合球蛋白血症等

身体各项指标的测量结果

单位/指标	记录周期														
	1	2	3	4	5	6	7	8	9	10	11	12	13	14	15
请填写 **体 重 记 录**															
千克															
请填写 **BMI计算结果**															
数值															
请勾选 **饮 食 记 录**															
过饱															
正常															
不足															
请勾选 **运 动 记 录**															
过量															
正常															
不足															
请勾选 **情 绪 记 录**															
开心															
正常															
忧伤															

注：BMI是体重的指数。BMI=体重（kg）/身高^2（m^2），成年人BMI的正常值在18.5～23.9之间，BMI<18.5是偏瘦，24≤BMI<28是偏胖，28≤BMI≤32是肥胖，BMI>32是过度肥胖。

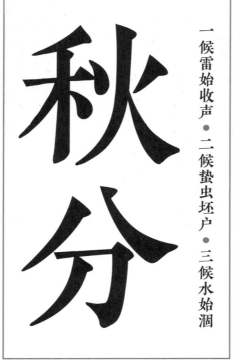

秋分

一候雷始收声 • 二候蛰虫坏户 • 三候水始涸

雷始收声 古人认为阳气盛才会出现雷声，秋分后阴气旺盛，所以不再打雷。雷声消失是秋寒的开始，也是万物衰败的征兆。气象学研究表明，秋季空气寒冷干燥，太阳辐射较弱，空气不易形成剧烈对流，因而很少发生雷阵雨。

蛰虫坏户 坏，也写作培，用土建造的意思；坏户，即用土将洞穴封住。秋分后，天气变冷，蛰居的昆虫开始藏入洞穴中，并用土将洞口封住，防止寒气侵入。

水始涸 秋分后降水量开始减少，同时由于天气干燥，水汽蒸发较快，因此湖泊河流水量变少，沼泽和水洼处于干涸状态。

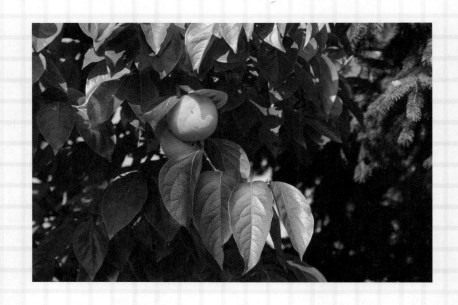

秋分一般在每年公历9月22日或23日，秋季的第一个节气，是反映天体运动变化规律的天文类节气。"斗指已为秋分，南北两半球昼夜均分，又适当秋之半，故名也。"《月令七十二候集解》："八月中。解见春分。雷始收声"。"分"是昼夜平分之意，"秋分者，阴阳相半也"，故昼夜均而寒暑平。此后北半球白天逐渐变短，黑夜逐渐变长。秋分之后，昼夜温差逐渐增大，气温逐渐下降。

秋分节气的到来，意味着真正的秋季已经来临。秋分昼夜等分，此后日短夜长，要遵循"阴平阳秘"的养生原则，使机体保持阴阳平衡。秋分过后，要防止寒凉之气伤身，应及时添衣保暖，特别是注意胃部的保暖，夜晚睡觉盖好被子。时至秋分，人体的生理活动也随着自然环境的改变而处于"收"的状态，阴精阳气都处在收敛内养的状态，因此，运动宜选择轻松平缓、活动量不大的项目，以顺应秋季"养收"的原则。秋风萧瑟，人易产生悲秋心理，故应保持心情愉快和情绪稳定，避免紧张、焦虑、恼怒等不良情绪的刺激。

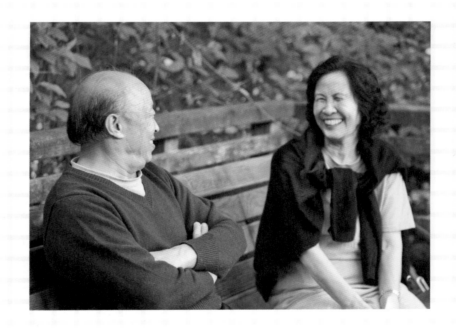

甲状腺结节应如何治疗

甲状腺结节在西医上的治疗重点在于区分结节的性质，西医认为，对于大部分的良性结节不需要临床用药干预，只需定期随访。一部分结节直径较大，出现压迫症状或者临床上表现出高代谢状态的结节，才需要临床干预治疗。一般分为内科药物治疗、核医学科治疗和外科手术治疗。

【中医视角】

甲状腺结节的中医临床分型及用药

1.痰瘀互结证

颈前肿大结节，肿块质地稍硬，颈部憋闷疼痛，舌底脉络瘀曲，舌质瘀点瘀斑，或舌暗紫，苔白，脉涩，月经血块。方选中药复方贝牡莪消丸。

2.气郁痰阻证

颈部肿大，自觉胀满，质地柔软，无压痛，时有胸闷，喜太息，病情的波动常与情志因素有关，舌红，苔白腻，脉弦。方选海藻玉壶汤加减。

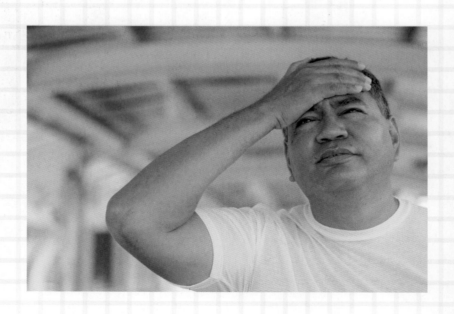

3.气滞痰凝血瘀证

颈部轻微肿大，伴有憋闷感，甲状腺质地较硬，无明显按压痛。面色少华，口唇色暗，舌质黯淡，有散在瘀点，苔薄腻，脉弦涩。方选鳖甲煎丸。

4.肝郁气滞证

颈部结节，质韧，边界清楚，可随吞咽上下移，烦躁易怒，头晕头痛，善叹息，口干口苦，失眠多梦，舌红，苔黄，脉弦数。方以四海舒郁丸加减。

 甲状腺结节的围刺疗法

1.取穴：甲状腺结节周围及结节中心。

2.配穴：天柱、大杼是足太阳膀胱经经穴，与甲状腺前后相对，有近治作用，内关调理气机，调整脏腑功能；曲骨与甲状腺上下相应，有远治作用。

3.施术：患者多采用坐位，医生左手拇指固定结节，右手持针从结节周边捻转进针，均刺向结节中心方向，结节中心直刺1针。针刺深度均以刚刚穿透结节基底部为度。之后嘱患者仰卧，施提插捻转术20分钟后出针，按压针孔。针刺其他穴时，气至后施提插捻转针法即出针。一般情况下，提插捻转幅度要适当，中等刺激，相当于平补平泻法。

此法适用于甲状腺结节良性者。

【中医调治】

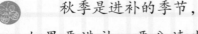

【应时而食】

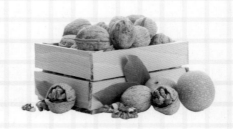

秋季是进补的季节，如果要进补，要分清虚实，不是虚证的病人不宜使用补药，无病也不需要进补。秋分时节，饮食上要特别注意预防秋燥，多吃一些清润、温润为主的食物，如芝麻、核桃、糯米、蜂蜜、乳制品、梨、甘蔗等。秋季凉燥，粥类食品乃上等温润之品，且可养胃健脾，补中益气。秋分养生不可吃得太多太饱，以免造成肠胃积滞。本身脾胃寒凉之人，不可多食水果等寒凉之品，菊花、萝卜、鸭肉、百合都是较好的润肺健脾食物，梨、苹果及葡萄等是此时的最佳水果。糯米因含有B族维生素，有助于健脾胃，提振食欲，强壮身体，可预防甲状腺疾病。

【药膳厨房】

夏枯草猪肉煲

原料：猪瘦肉100克，夏枯草20克。

做法：将猪瘦肉洗净，切成细丝，夏枯草洗净用纱布包好备用。将砂锅置于火上，把夏枯草药包放入砂锅中，先用大火烧开，然后用小火煎15分钟成汁，捞出夏枯草药包，放入猪瘦肉，煮至肉熟烂后即可食用。

功效：清热疏肝，消瘿散结。适用于甲状腺功能亢进，症见心烦易怒，口干潮热者。

甲状腺功能检查结果

项目	检查数值	正常值	临床意义
促甲状腺激素（TSH）		0.3～5.0mIU/L	升高：原发性甲状腺功能减退症、伴有甲状腺功能低下的桥本甲状腺炎、外源性促甲状腺激素分泌肿瘤（肺、乳腺）、亚急性甲状腺炎恢复期 降低：见于甲状腺功能亢进、垂体性甲状腺功能低下、非促甲状腺激素瘤所致的甲状腺功能亢进
游离三碘甲状腺原氨酸（FT3）		2.0～6.6pmol/L	升高：见于甲状腺功能亢进 降低：见于甲状腺功能减退、慢性活动性肝炎、原发性胆汁性肝硬化等
游离甲状腺素（FT4）		10.3～31.0pmol/L	升高：见于甲状腺功能亢进 降低：见于甲状腺功能减退
三碘甲状腺原氨酸（T3）		1.6～3.0nmol/L	升高：见于甲状腺功能亢进，三碘甲状腺原氨酸型甲状腺功能亢进危象早期、缺碘性甲状腺肿、高甲状腺素结合球蛋白血症 降低：见于甲状腺功能减退、低甲状腺素结合球蛋白血症等
甲状腺素（T4）		65～155nmol/L	升高：甲状腺功能亢进症、高甲状腺素结合球蛋白血症、急性甲状腺炎、亚急性甲状腺炎、急性肝炎等 降低：甲状腺功能减退症、地方性甲状腺肿大、甲状腺炎全切术后、低甲状腺素结合球蛋白血症等

身体各项指标的测量结果

单位/指标	记录周期														
	1	2	3	4	5	6	7	8	9	10	11	12	13	14	15
请填写 **体 重 记 录**															
千克															
请填写 **BMI计算结果**															
数值															
请勾选 **饮 食 记 录**															
过饱															
正常															
不足															
请勾选 **运 动 记 录**															
过量															
正常															
不足															
请勾选 **情 绪 记 录**															
开心															
正常															
忧伤															

注：BMI是体重的指数。BMI=体重（kg）/身高^2（m^2），成年人BMI的正常值在18.5～23.9之间，BMI<18.5是偏瘦，24≤BMI<28是偏胖，28≤BMI≤32是肥胖，BMI>32是过度肥胖。

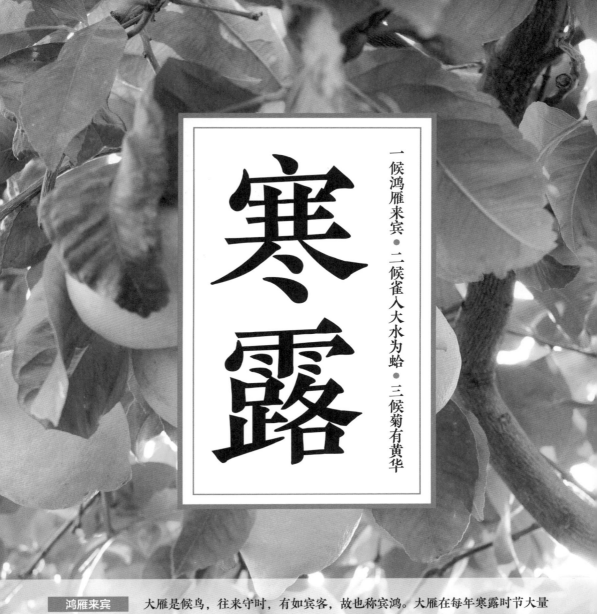

寒露

一候鸿雁来宾 · 二候雀入大水为蛤 · 三候菊有黄华

鸿雁来宾　大雁是候鸟，往来守时，有如宾客，故也称宾鸿。大雁在每年寒露时节大量从繁殖地迁往越冬地，常常排成"一"字形或"人"字形的队列大举南迁。

雀入大水为蛤　雀指麻雀类的小鸟，蛤是可食用的双壳贝类的统称。寒露之后，雀鸟都不见了，海边出现很多蛤蜊，贝壳的条纹和颜色与雀鸟很像，古人便以为蛤蜊是雀鸟变成的，事实并非如此，只是那时候气温降低，雀鸟隐藏了起来。

菊有黄华　华即花，菊花是经长期人工选择培育出的名贵观赏花卉，中国十大名花之一。寒露时节，菊花大多都已开放，因此民间有赏菊和饮菊花酒的习俗。在古神话传说中菊花还被赋予了吉祥、长寿的含义。

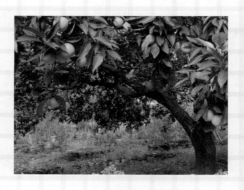

寒露一般在每年公历10月7日、8日或9日，是反映天气现象和气候变化的节气。"斗指寒甲为寒露，斯时露寒而冷，将欲凝结，故名寒露。"《月令七十二候集解》说："九月节，露气寒冷，将凝结也。"寒露是二十四个节气中第一个以"寒"字命名的节气，表示气温下降，露水更凉，快要凝结成霜了。天气由"秋凉"向"秋寒"转变。寒露时节，昼夜温差进一步增大，降水明显减少，雨季结束，此时光照充足，是全年日照率最高的节气。这个季节，菊花开了，便有"不是花中偏爱菊，此花开尽更无花"之说。

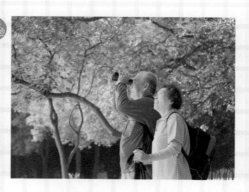

从寒露开始，雨水渐少，天气干燥，昼热夜凉，燥邪当令，人体的汗液蒸发很快，因而常出现皮肤干燥、皱纹增多、口干咽燥、干咳少痰等症状，所以养生的重点是养阴防燥、润肺益胃。除了要防止天气骤冷引起的感冒、心脑血管疾病外，主要是调和阴阳，以适应秋季"阳消阴长"状态。在起居上，随着天气转凉适当增添衣服，保证睡眠充足，注意劳逸结合，以保养体内阳气。多参加一些户外锻炼，适当增加运动量，以提高身体的抗寒能力。日照减少，风起叶落，难免悲凉，保持乐观情绪，宣泄郁积之情，培养乐观豁达之心。早卧早起，早卧以顺应阴精的收藏，早起以顺应阳气的舒达。

【疾病认知】

甲状腺炎应如何治疗

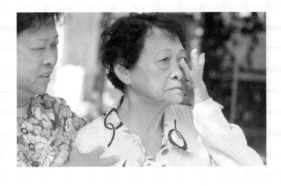

1.桥本甲状腺炎。临床确诊后，视甲状腺大小及有无症状而决定是否进行治疗。如甲状腺较小，又无明显压迫症状者可随诊观察，暂不治疗；如有甲减者，则需采用TH替代治疗。甲状腺肿大伴有明显压迫症状，药物治疗无效者，可考虑手术治疗。

2.亚急性甲状腺炎。本病具有自愈性，临床多予对症治疗，如解热镇痛药或非甾体消炎药，缓解发热、疼痛等症。对中、重度或经足量非甾体消炎药治疗数天无效的亚急性甲状腺炎患者，予口服糖皮质激素治疗。对于症状明显的甲状腺功能减退者，可短暂小剂量使用甲状腺激素补充治疗，症状好转后逐渐减量至停用，停用前后需监测甲状腺功能。个别患者的甲状腺功能减退会转为永久性，此时需予长期替代治疗。

 甲状腺炎的中医临床分型及用药

1.亚急性甲状腺炎

①肝胆蕴热型：发热，咽痛，颈前肿痛，头痛，口干口苦，胸闷不舒，性情急躁易怒，舌质红，舌苔黄腻，脉弦数。方用龙胆泻肝汤加减。

②气滞化火型：颈部肿块坚硬、疼痛或灼热，伴有头晕，目眩，胸脘痞满，痰多黏稠、纳呆，患者舌质红，舌苔黄厚腻，脉弦滑。方用导痰汤合藻药散加减。

③阴虚内热型：颈部

肿块大小不一且质软，口

干咽燥，口渴喜饮，潮热

盗汗，失眠多梦，男子遗

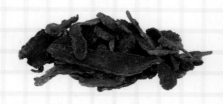

精，女子月经量少、色淡，舌质瘦小而红，舌苔少或无苔，脉细数。方用清骨散加减。

④气滞血瘀型：情绪闷闷不乐，颈部肿块坚硬，固定不移，伴有刺痛以夜间较明显，口干渴，月经不调，痛经或行经有瘀块，舌质紫暗，有瘀斑或瘀点，脉涩。方用海藻玉壶汤合桃红四物汤加减。

2.桥本甲状腺炎

①肝肾阴虚型：面红气粗，头晕目眩，口苦咽干，

心悸，五心烦热，汗出乏力，失眠多梦，甲状腺肿大，舌质红，舌苔黄，脉弦数。本型多见于合并甲亢的病人。方用杞菊地黄丸加减。

②肺脾气虚型：颈部甲状腺肿大，质地坚硬，面色㿠白，神疲嗜睡，畏寒肢冷，纳呆便溏，腰膝酸痛，男子阳痿，女子闭经，肢体浮肿，舌淡胖，舌苔白腻，脉沉弱。方用四逆汤合五苓散加减。

③气虚痰结型：颈部甲状腺肿大，质地较硬，面色无华，神疲乏力，食欲减少，体虚易感冒，大便溏稀，舌质淡，舌苔薄白，脉细弱。方用黄芪鳖甲汤加减。

【中医调治】

桥本甲状腺炎的艾灸治疗

1.取穴：穴位分为以下四组，内关、合谷（手足部穴位），脾俞、肾俞（腰背部穴位），关元、气海（腹部穴位），足三里、三阴交（手足部穴位）。

2.施术：每日灸治1次，各组交替使用。腰背部穴位施灸，时间可长些，壮数要多些。腰背部及腹部穴位可采用隔姜灸或附子灸，以加强温补脾肾的作用。

【应时而食】

寒露节气应在平衡饮食的基础上，适当多食甘淡滋润的食品，既可补脾胃，又能养肺润肠。多食粳米、糯米做成的粥以健脾胃、补中气。忌肥甘，慢进补。虽已入秋，但脾胃功能尚未完全适应气候的变化，饮食宜甘淡，以防止过食肥甘生火、生痰、生燥，更伤阴。可多吃些润肺润燥的新鲜瓜果蔬菜，水果有梨、柿子、荸荠、香蕉等，蔬菜有胡萝卜、冬瓜、藕、银耳及豆类、菌类等。甲状腺功能亢进者，要适当控制膳食纤维的摄入，以防止加重腹泻。多喝温开水，晨起淡盐水、睡前蜂蜜水对身体有益。推荐食用菌类，如香菇可提高机体免疫力，刺激身体产生干扰素，其富含的膳食纤维还可通便排毒，对辅助治疗甲状腺结节有帮助；平菇低脂、高钾，还可以为身体补充硒，有助于维持甲状腺功能正常，可用于辅助治疗桥本甲状腺炎。

【药膳厨房】

干烧杞麦冬笋

原料：冬笋250克，枸杞子15克，麦冬10克，鲜菊花5克，栀子2克，料酒、酱油、白糖、味精、清汤、植物油各适量。

做法：将冬笋洗净切块后入油锅，低温炸成金黄色，捞出，放入另一锅中，加清汤、料酒、味精、白糖、枸杞子、鲜菊花、栀子、麦冬，置大火烧沸，用小火炖煮至汁干即成。

功效：滋阴清热，平肝祛风，化痰。适用于甲状腺功能亢进所致的颈部肿大、有硬结，心烦胸闷，易怒，头晕目赤，心悸汗出，善食易饥，便干尿黄等症。

甲状腺功能检查结果

项目	检查数值	正常值	临床意义
促甲状腺激素（TSH）		0.3～5.0mIU/L	升高：原发性甲状腺功能减退症、伴有甲状腺功能低下的桥本甲状腺炎、外源性促甲状腺激素分泌肿瘤（肺、乳腺）、亚急性甲状腺炎恢复期 降低：见于甲状腺功能亢进、垂体性甲状腺功能低下、非促甲状腺激素瘤所致的甲状腺功能亢进
游离三碘甲状腺原氨酸（FT3）		2.0～6.6pmol/L	升高：见于甲状腺功能亢进 降低：见于甲状腺功能减退、慢性活动性肝炎、原发性胆汁性肝硬化等
游离甲状腺素（FT4）		10.3～31.0pmol/L	升高：见于甲状腺功能亢进 降低：见于甲状腺功能减退
三碘甲状腺原氨酸（T3）		1.6～3.0nmol/L	升高：见于甲状腺功能亢进、三碘甲状腺原氨酸型甲状腺功能亢进危象早期、缺碘性甲状腺肿、高甲状腺素结合球蛋白血症 降低：见于甲状腺功能减退、低甲状腺素结合球蛋白血症等
甲状腺素（T4）		65～155nmol/L	升高：甲状腺功能亢进症、高甲状腺素结合球蛋白血症、急性甲状腺炎、亚急性甲状腺炎、急性肝炎等 降低：甲状腺功能减退症、地方性甲状腺肿大、甲状腺炎全切术后、低甲状腺素结合球蛋白血症等

请记录

身体各项指标的测量结果

单位/指标	记录周期														
	1	2	3	4	5	6	7	8	9	10	11	12	13	14	15
请填写 **体 重 记 录**															
千克															
请填写 **BMI计算结果**															
数值															
请勾选 **饮 食 记 录**															
过饱															
正常															
不足															
请勾选 **运 动 记 录**															
过量															
正常															
不足															
请勾选 **情 绪 记 录**															
开心															
正常															
忧伤															

注：BMI是体重的指数。BMI=体重（kg）/身高^2（m^2），成年人BMI的正常值在18.5～23.9之间，BMI<18.5是偏瘦，24≤BMI<28是偏胖，28≤BMI≤32是肥胖，BMI>32是过度肥胖。

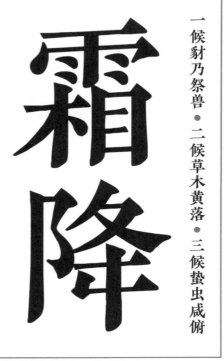

霜降

一候豺乃祭兽 ● 二候草木黄落 ● 三候蛰虫咸俯

豺乃祭兽 豺的体形与狗相似，但比狼要小，有短而圆的耳朵，四肢较短，尾巴与狐狸相似。背部有红棕色毛，毛尖黑色，腹部毛较浅。霜降时，豺开始大量捕猎，没有吃完的猎物摆放在地面，从人类视角来看，就像在祭祀兽神。

草木黄落 霜降时节，秋天已经快要结束，花草树木的叶子因天气寒冷而变黄脱落。我国大部分树木为落叶树木，秋天时叶子会变黄脱落；部分树木为常绿树木，秋天时叶子仍保持绿色且不会变黄脱落。

蛰虫咸俯 蛰虫指藏在土中过冬的虫子，咸有"都"的意思，俯是潜伏、卧伏的意思。霜降之后，马上要进入冬季，需要冬眠的虫子都钻入洞穴之中，准备进入冬眠，度过寒冬。

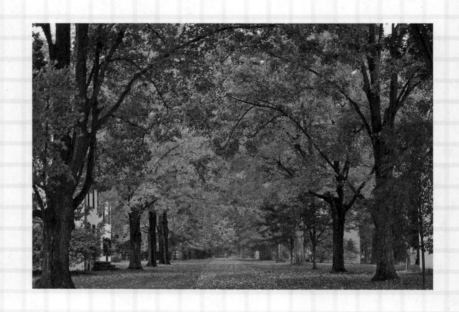

霜降一般为每年公历10月23日或24日，是秋季的最后一个节气，"斗指巳为霜降，气肃，露凝结为霜而下降，故名霜降也。"《月令七十二候集解》："九月中，气肃而凝，露结为霜矣"。霜降开始天气逐渐变冷、露水凝结成霜，意味着冬天的开始。我国南方进入秋收季节，黄河流域出现初霜，树木枯黄，开始落叶，但却有"停车坐爱枫林晚，霜叶红于二月花"的美景。

霜降时节是秋冬气候的转折点，也是阳气由收到藏的过度，气候特点是外寒内热，气温渐冷，这个时间段，人体易手脚凉，后背凉，但内心燥热，皆因寒主收引，血脉收缩，气血寒凝运行不畅所致。养生时，做好外御寒、内清热至关重要。霜降前后，要注意腿部保暖，防止老寒腿；要防秋燥，因秋冬交接，阳气不能与自然阳气同步变化，易受到自然界燥气压迫形成体内郁火。锻炼身体以身体舒服、微有汗出为度，适合慢运动，常做呼吸导引功：仰卧在床上，两脚分开与肩同宽，脚尖自然外分，全身放松，自然呼吸十二息后，改为用口呼吸，呼吸深入腹，再慢慢呼出鼻，一吸一呼为1次，共36次。

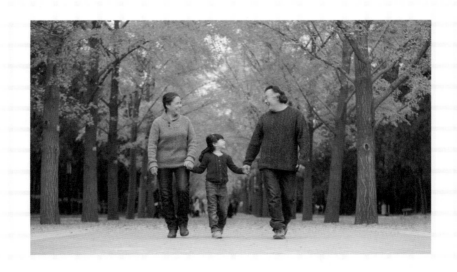

甲状腺肿患者的生活调理

因缺碘引起甲状腺肿的患者，既要补碘，又不能过度，如通过食物补碘，可以多食用富含碘的食物及加碘食盐；如通过药物补碘，建议正常饮食，定期复查尿碘。海产品含碘量很高，海带、紫菜、海苔含碘量最高，属于第一梯队；海蟹、贻贝、虾皮含碘量次之，为第二梯队。其他食品则以蛋、奶含碘量最高，其次为肉类，淡水鱼，植

物的含碘量是较低的，特别是水果和蔬菜。蔬菜中，菠菜和芹菜的碘含量较高。此外要避免食用致甲状腺肿的食物，如卷心菜、黄豆、

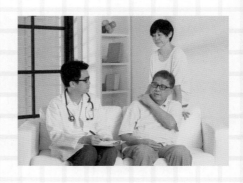

白菜、萝卜、坚果、木薯、含钙过多（如牛奶）或含氟过多的饮品，如食用建议少食，不建议生食。甲状腺肿伴甲亢或甲减者，参考甲亢或甲减饮食。避免熬夜，戒烟酒，健康的体育锻炼，积极的心态，良好的生活习惯，都可以缓解精神焦虑、增强身体素质，提高身体免疫力。

【中医视角】

甲状腺疾病的中医辨证治疗与用药

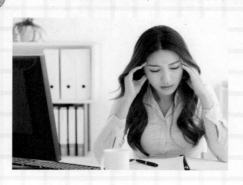

1.益气补脾法：适用于甲亢气阴两虚证及甲减脾肾阳虚证。常用黄芪益气升阳，同时配伍生地、白芍、旱莲草、女贞子等滋阴药制约黄芪的升提之性。

2.滋补肝肾法：用于甲亢气阴两虚证，常用旱莲草、女贞子等平淡补肾之品。虚则补其母，故常配伍麦冬、沙参等养肺之品，虚火较甚者加黄柏、知母等。

3.化痰软坚法：这是甲状腺疾病的主要治法之一，常用海藻、昆布、黄药子、瓦楞子、山慈菇、土贝母、瓜蒌皮等药物。对于昆布、海藻等含碘较高的药物，多用于缺碘引起的单纯性甲状腺肿、地方性甲状腺肿，以及甲减、甲状腺结节等。甲亢、甲状腺炎则较少使用。

4.疏肝理气法：应重视甲状腺质地，如漫肿、按之柔软，必配伍疏肝理气之柴胡、郁金、香附、青皮等药物，气滞较甚者用荔枝核、橘核等。

5.活血化瘀法：对于甲状腺疾病的瘿肿质韧不消、伴有结节肿块，或甲状腺炎症伴有局部疼痛者，多使用活血化瘀法，常用桃仁、赤芍、三棱、莪术、王不留行等。

【中医调治】

甲状腺肿的针挑疗法

针挑疗法是一种以针挑皮部治病的疗法，因瘿瘤一病，盖痰气郁结于足太阳、足阳明之筋而致，故治疗取此两经穴为主。

1.针挑穴：肩井（双）、瘿瘤中心点；心俞（双）、瘿瘤中上缘点；膈俞（双）、瘿瘤中下缘点；肝俞（双）、瘿瘤左侧缘点；脾俞（双）、瘿瘤右侧缘点。

2.针刺穴：内关、合谷、足三里、三阴交，均双侧。

3.施术：针挑穴按顺序每次选用1组，针刺穴每次均用。先针后挑1次。针挑后每穴施以温和灸5～10分钟，再敷以创可贴保护创口。5次为1个疗程。

【应时而食】

霜降时节，正是秋冬交接之时，饮食上宜滋润，忌耗散，防止秋燥对肺气的损伤。食疗养生原则是饮食多样，粗细搭配，少食多餐，以保暖润燥、健脾养胃为主。秋天阳气渐衰，阴气渐盛，要注意收敛阳气，在饮食中适量增加酸味食物，如山楂、五味子、石榴、葡萄、芒果、杨桃、柚子、柠檬等，防止秋气太盛伤肝。霜降时节应多喝温开水，多食生津润燥、健脾养阴的食物，如萝卜、蜂蜜、栗子、百合、大枣、芝麻、核桃、牛肉等。同时还要注意胃部的保暖，不要暴饮暴食，少吃生冷的食物。推荐食用牛肉，因牛肉中富含优质蛋白，容易被人体吸收，其中的锌有利于甲亢患者病情的好转和恢复。洋葱所含硫化物能够提高机体免疫力，钾能缓解紧张情绪，有利于甲状腺结节的恢复。

【药膳厨房】

柚子炖鸡

原料：柚子1个，仔鸡1只，姜、葱、盐、味精各适量。

做法：将柚子去皮留肉，鸡杀后除毛去内脏，把柚子肉纳入鸡腹中，放在盆中，加入葱、姜、料酒、盐、味精和适量的水。再将盆置入锅中，锅中加水，炖熟即成。

功效：滋阴益气，补精化痰。适用于甲状腺功能亢进，症见甲状腺胀大，按之柔软，饮食减少，神疲乏力，头晕耳鸣，腰膝酸软，胸闷多痰等。

甲状腺功能检查结果

项目	检查数值	正常值	临床意义
促甲状腺激素（TSH）		0.3~5.0mIU/L	升高：原发性甲状腺功能减退症、伴有甲状腺功能低下的桥本甲状腺炎、外源性促甲状腺激素分泌肿瘤（肺、乳腺）、亚急性甲状腺炎恢复期 降低：见于甲状腺功能亢进、垂体性甲状腺功能低下、非促甲状腺激素瘤所致的甲状腺功能亢进
游离三碘甲状腺原氨酸（FT3）		2.0~6.6pmol/L	升高：见于甲状腺功能亢进 降低：见于甲状腺功能减退、慢性活动性肝炎、原发性胆汁性肝硬化等
游离甲状腺素（FT4）		10.3~31.0pmol/L	升高：见于甲状腺功能亢进 降低：见于甲状腺功能减退
三碘甲状腺原氨酸（T3）		1.6~3.0nmol/L	升高：见于甲状腺功能亢进，三碘甲状腺原氨酸型甲状腺功能亢进危象早期、缺碘性甲状腺肿、高甲状腺素结合球蛋白血症 降低：见于甲状腺功能减退、低甲状腺素结合球蛋白血症等
甲状腺素（T4）		65~155nmol/L	升高：甲状腺功能亢进症、高甲状腺素结合球蛋白血症、急性甲状腺炎、亚急性甲状腺炎、急性肝炎等 降低：甲状腺功能减退症、地方性甲状腺肿大、甲状腺炎全切术后、低甲状腺素结合球蛋白血症等

身体各项指标的测量结果

单位/指标	记录周期														
	1	2	3	4	5	6	7	8	9	10	11	12	13	14	15
请填写 体 重 记 录															
千克															
请填写 BMI计算结果															
数值															
请勾选 饮 食 记 录															
过饱															
正常															
不足															
请勾选 运 动 记 录															
过量															
正常															
不足															
请勾选 情 绪 记 录															
开心															
正常															
忧伤															

注：BMI是体重的指数。BMI=体重（kg）/身高^2（m^2），成年人BMI的正常值在18.5～23.9之间，BMI<18.5是偏瘦，24≤BMI<28是偏胖，28≤BMI≤32是肥胖，BMI>32是过度肥胖。

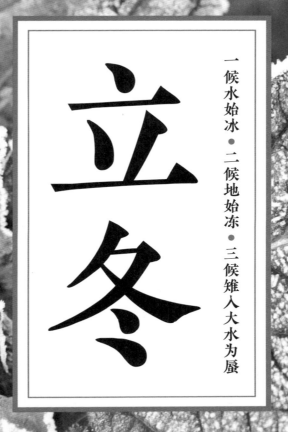

立冬

一候水始冰 · 二候地始冻 · 三候雉入大水为蜃

水始冰　冰，即结冰的意思。立冬时节，我国北方最低气温已降为0℃以下，江河湖泊刚刚凝结成冰，但并未冻得特别坚硬，在水边活动时应注意安全。

地始冻　立冬之后，随着气温降低，土地中残留的余热越来越少，夜晚气温处于0℃以下时，土壤中的水分开始轻微冻结，但冻层很浅。

雉入大水为蜃　雉通常指大鸟，俗称野鸡；蜃指大蛤，一种蚌类。立冬后，大鸟已经不多见了，海边却能够看到外壳花纹与大鸟相似的大蛤，因此古人认为立冬之后大鸟变成了大蛤。

立冬一般在每年公历11月7日或8日，"斗指西北，维为立冬，冬者终也，立冬之时，万物终成，故名立冬也。"《月令七十二候集解》说："立，建始也"，又说："冬，终也，万物收藏也。"立冬表示冬季开始，立冬之日，秋季作物收藏入库，动物避寒冬眠。"水始冰，地始冻"，立冬过后，进入冬季，日照缩短，正午太阳高度继续降低，北方会因为刮风出现降温，南方也会有阴雨天气。

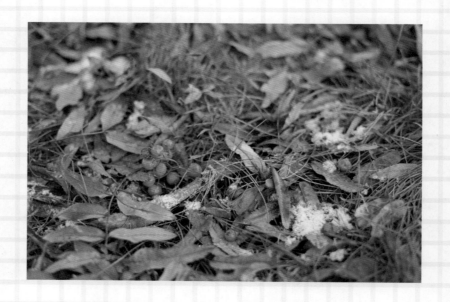

立冬标志着天地间生物的阳气进入了藏的阶段，应以祛寒护阳，补肾为先。中医学认为，立冬时节，草木凋零，人虽然没有冬眠之说，但到了潜伏闭藏的季节，也应随着自然界的变化，潜藏阳气于内，养生的重点在于敛阴

护阳。早睡晚起，有利于阳气潜藏，阴精蓄积。应加强锻炼，但强度不要太大，要注意运动时保暖，防止感冒。

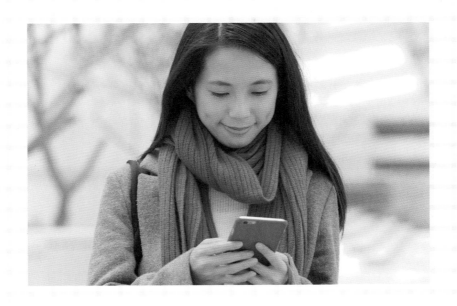

【疾病认知】

甲状腺功能亢进症患者的生活调理

甲状腺功能亢进症可涉及全身各系统，并且病程长，反复发作，对患者生活和工作影响较大，做好预防与调护非常重要。因本病发生与情志关系密切，故在日常生活中应保持精神愉快，心情舒畅；患病后尤应调畅情志，解除患者思想负担，避免情绪激动，以防病情加重及复发。生活上要起居规律，避免过度劳累，适当休息，适度活动，不宜剧烈运动，增强体质提高自身的免疫力和抗病能力。饮食上，牢记"四宜""三忌"，宜食富含优质蛋白质的食物，如瘦畜肉、去皮禽肉、大豆及其制品、

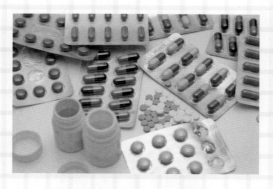

奶类及奶制品、低碘鱼；多食用非精制的碳水化合物，如粗粮及南瓜、土豆、山药等含淀粉的蔬菜；宜增加矿物质及维生素的摄入，如新鲜蔬菜和水果；宜补充充足的水分。忌食辛辣食物，如辣椒、生葱、生蒜等，以防使高度兴奋的身体更加亢奋，导致心率加快；禁忌海味，如海带、海虾、带鱼等含碘较高的食物；禁忌浓茶、咖啡、烟酒；忌食富含膳食纤维高的食物，防止因腹泻加重患者高代谢状态，导致排便次数增加。

【中医视角】

甲状腺功能亢进症的中医治疗原则

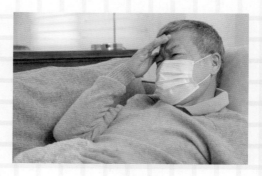

甲亢的中医治疗应重视标本兼顾，若标为主则先治标，兼顾其本；标本皆著，则标本同治；本虚明显，则治本兼顾其标。本病新病多实，应辨清气、火、痰、瘀、风之异，其中火旺者需辨肝火、心火、胃火之偏盛；久病多虚，当辨清阴虚火旺、气阴两虚、阴阳两虚之别，若迁延日久，引

起血脉瘀阻，气、痰、瘀三者交结为患，则属虚实夹杂证，治疗以理气化痰、消瘿散结、活血化瘀、滋阴降火为总原则。

甲状腺功能亢进症的刮痧疗法

1.穴位：平瘿穴、肝俞、肾俞。

2.施术：平瘿穴是治疗甲状腺功能亢进症的经验效穴。取双侧平瘿穴，涂抹刮痧油后，持刮痧板与皮肤呈45°角，进

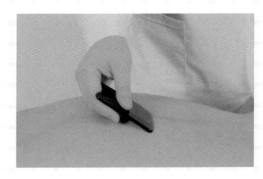

行刮痧，采用泻刮法，局部充血，痧点明显。背俞穴是脏腑之气输注于背腰部的腧穴，功擅调理脏腑功能，补益气血。取双侧肝俞、肾俞，采用补刮法，以局部潮红为度，每穴刮拭1～3分钟，可每天1次。

3.主治：因甲状腺功能亢进导致的多汗、烦躁易怒、心慌等症。

冬季是进补的最佳时机，应有针对性地选择清补、温补、小补、大补，不可盲目进补，以不上火为宜。立冬过后多吃滋阴补阳、热量较高的食物，如大枣、核桃、山药、豆浆、木耳、胡萝卜、羊肉、牛肉，乌鸡、鲫鱼、

栗子、腰果、花生、薯类
等，这些食物不仅可以增加
热量，而且有益气养血的功
效。适当吃一些辛辣的食
物，增强食欲，促进体内血

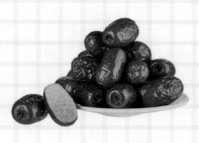

液循环，提高抵御寒冷的能力，如辣椒、胡椒、生姜等，
同时配以甘润生津的果蔬，如梨、冬枣、柑橘等。甲减患
者应注意蛋白质的补充，宜选用蛋类、乳类、肉类、鱼
类、豆制品等；有贫血症状者应补充富含铁质的食物，同
时补充维生素B_{12}，如动物肝脏。在蔬菜中，菠菜含碘量
较高，是单纯甲状腺肿患者补碘的不错选择，另外菠菜含
铁，可补血，所含胡萝卜素可延缓细胞衰老，抑制肿瘤细
胞形成。

【药膳厨房】

韭菜炒核桃仁

原料：韭菜200克，核桃仁40克，彩椒丝30克，盐、鸡粉各2克，植物油适量。

做法：将韭菜洗净，切段。核桃仁洗净，焯水后入油锅略炸至水分全干。锅
中加入植物油烧热，倒入彩椒丝爆香，放入韭菜段炒至断生，加盐、
鸡粉调味。放入核桃仁翻炒至食材入味，盛出即可食用。

功效：健脾补肾，益精助阳。适用于甲状腺功能减退症患者，症见面色萎
黄、腰膝酸软、四肢无力、阳痿早泄等。

甲状腺功能检查结果

项目	检查数值	正常值	临床意义
促甲状腺激素（TSH）		0.3～5.0mIU/L	升高：原发性甲状腺功能减退症、伴有甲状腺功能低下的桥本甲状腺炎、外源性促甲状腺激素分泌肿瘤（肺、乳腺）、亚急性甲状腺炎恢复期 降低：见于甲状腺功能亢进、垂体性甲状腺功能低下、非促甲状腺素瘤所致的甲状腺功能亢进
游离三碘甲状腺原氨酸（FT3）		2.0～6.6pmol/L	升高：见于甲状腺功能亢进 降低：见于甲状腺功能减退、慢性活动性肝炎、原发性胆汁性肝硬化等
游离甲状腺素（FT4）		10.3～31.0pmol/L	升高：见于甲状腺功能亢进 降低：见于甲状腺功能减退
三碘甲状腺原氨酸（T3）		1.6～3.0nmol/L	升高：见于甲状腺功能亢进，三碘甲状腺原氨酸型甲状腺功能亢进危象早期、缺碘性甲状腺肿、高甲状腺素结合球蛋白血症 降低：见于甲状腺功能减退、低甲状腺素结合球蛋白血症等
甲状腺素（T4）		65～155nmol/L	升高：甲状腺功能亢进症、高甲状腺素结合球蛋白血症、急性甲状腺炎、亚急性甲状腺炎、急性肝炎等 降低：甲状腺功能减退症、地方性甲状腺肿大、甲状腺炎全切术后、低甲状腺素结合球蛋白血症等

请记录
身体各项指标的测量结果

单位/指标	记录周期														
	1	2	3	4	5	6	7	8	9	10	11	12	13	14	15
请填写 **体 重 记 录**															
千克															
请填写 **BMI计算结果**															
数值															
请勾选 **饮 食 记 录**															
过饱															
正常															
不足															
请勾选 **运 动 记 录**															
过量															
正常															
不足															
请勾选 **情 绪 记 录**															
开心															
正常															
忧伤															

注：BMI是体重的指数。BMI=体重（kg）/身高^2（m^2），成年人BMI的正常值在18.5～23.9之间，BMI<18.5是偏瘦，24≤BMI<28是偏胖，28≤BMI≤32是肥胖，BMI>32是过度肥胖。

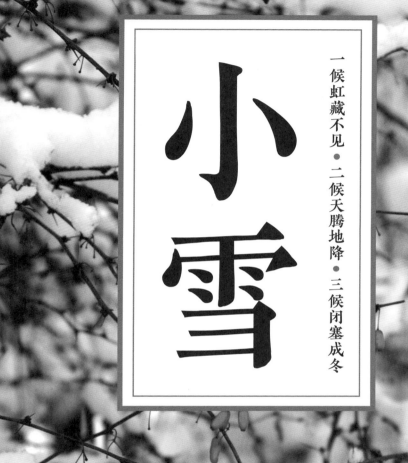

小雪

一候虹藏不见 · 二候天腾地降 · 三候闭塞成冬

虹藏不见 冬季降雨显著减少，大部分地区改为降雪，因此空气干燥，空气中水分子减少，不足以折射阳光形成彩虹。对应清明第三候虹始见，降雨增多会出现彩虹，降雨减少则少见彩虹。

天腾地降 天气即阳气，古人认为小雪之后阴气下降、阳气上升，阴阳不能交融，万物失去生机。因此，大自然进入冬季后，红消翠减、万物凋零，一片肃杀之气。

闭塞成冬 小雪之后，水面结冰、路面覆雪、天气寒冷，给人们出行造成不便，因此会有天地闭塞的感觉。但是人们家里有暖气、空调，外出穿着羽绒服，却也享受着冬天的乐趣。

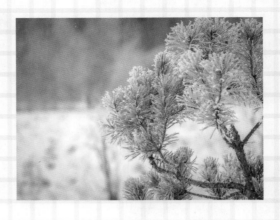

【节气概述】 小雪一般在每年公历11月22日或23日，"斗指己，斯时天已积阴，寒未深而雪未大，故名小雪。"《月令七十二候集解》有曰："十月中，雨下而为寒气所薄，故凝而为雪。小者未盛之辞。"进入该节气，西北风盛行，气温下降，逐渐降到0℃以下，虽开始降雪，但雪量不大，故称小雪。小雪后气温急剧下降，天气变得干燥，此时阴气下降，阳气上升，而致天地不通，阴阳不交，万物失去生机，天地闭塞而转入严冬。"散漫阴风里，天涯不可收。压松犹未得，扑石暂能留"就是形容小雪后的景象。

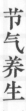

【节气养生】

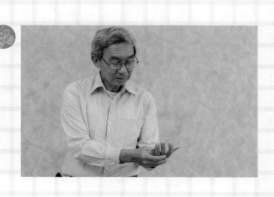

小雪节气的养生以防寒健肾、清肠去火为原则。肾为人体"封藏之本"，正应冬藏之性。因此，冬季是养肾的最好时机。慎房事，保精血，做到保肾养精，同时要注意增添衣物，暖足避寒，注意头部保暖，保护阳气。在生活起居

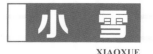
上要早睡晚起，必待日光，避寒就温，尽量不让皮肤开泄出汗，也不要过分受热，应使阳气藏而不泄；保持室内空气的湿度，以防内火滋生。此外，小雪时节，天气时常阴冷晦暗，人们的心情也会受到影响，特别是抑郁症容易加重。因此小雪时节应注意调整心态，远离抑郁，保持愉悦的心情，可适当参加户外锻炼，增强身体的免疫力，预防冬季多发病。

【疾病认知】

甲状腺功能减退症患者的生活调理

甲减的发生与不恰当的生活习惯密切相关，如不恰当的碘盐摄入、压力过大、吸烟等，因此在日常生活中，应尽量避免以上高危因素。

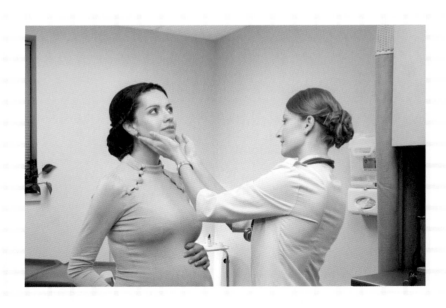

1.甲状腺功能减退患者，首先应该生活规律，即使疾

病长期稳定，也应规律生活，因导致甲状腺功能减退的原因很多，压力、情绪、劳累均会加重病情。尤其上班族甲状腺功能减退患者，工作中要劳逸结合，定期复诊，在医生指导下定期复查甲功，以防甲减危象的发生。

2.甲减患者生活中宜保暖，晨练宜晚不宜早，且运动要适度。多搓手脚促进血液循环，睡前泡脚不失为一种好的保健方法，泡脚以不出汗为宜。选择慢运动如甩手、散步、太极拳等，锻炼身体，以提高机体免疫力。

3.在饮食上，平时要注意食用一些温和的食物，禁食寒凉食物，因缺碘引起的甲减患者应吃含碘量多的食物，非缺碘导致的甲减尽量限碘饮食。多食用富含高蛋白、多种维生素且温软可口易于消化的食物，限制高脂肪和富含胆固醇的食物，有贫血者应补充富含铁质的食物，如肝脏、瘦肉等。此外，甲状腺功能减退症患者应限制饮酒，防止本病加重。

4.甲减患者应加强心理保健，合理安排业余生活，调节情志，保持心情舒畅，树立战胜疾病的信心。

【中医视角】

甲状腺功能减退症的中医治疗原则

甲减为本虚标实之证，与肝脾肾三脏关系密切，以阳虚、气虚为主，兼夹气滞、痰凝血瘀及水湿，故治

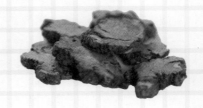

疗原则为补虚泻实，以温补脾肾、健脾益气为主，根据兼夹邪气，佐以疏肝理气、化痰祛瘀、利水消肿等治法。

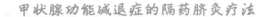

甲状腺功能减退症的隔药脐灸疗法

1.隔药脐灸方：生附子、肉桂、丁香、吴茱萸、大茴香、小茴香、仙茅、淫羊藿、鹿茸、干姜、人参、黄芪、山药、薄荷脑等份。

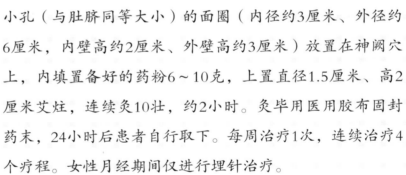

臑会

2.取穴：神阙穴。

3.施术：将底面中心留有小孔（与肚脐同等大小）的面圈（内径约3厘米、外径约6厘米，内壁高约2厘米、外壁高约3厘米）放置在神阙穴上，内填置备好的药粉6～10克，上置直径1.5厘米、高2厘米艾炷，连续灸10壮，约2小时。灸毕用医用胶布固封药末，24小时后患者自行取下。每周治疗1次，连续治疗4个疗程。女性月经期间仅进行埋针治疗。

4.主治：甲减患者伴有脾肾阳虚证者。

小雪时节，天气干燥，温度较低，人体中寒气旺盛，饮食应遵循"寒者温之、虚者补之"的原则，以补气填精、温补肾阳为主，宜多食用温性或热性食物，如羊肉、牛肉、鸡肉、腰果、山药、栗子等以提高机体的耐寒能力。宜多喝汤、粥，适当食用酸性食物以软化血管，预防心脑血管病发生。另外，可食用黑色的食物补益肾中精气，如黑木耳、黑芝麻，甚至泥鳅、黄鳝等。多食富含叶酸的食物，如菠菜、猕猴桃、橘子、西蓝花、核桃等，帮助抗抑郁。甲减患者易出现贫血，可适当增加补铁、补血食物的摄入，如牛肉、动物肝脏、动物血、鱼类等。补充维生素A可防止肤色苍白，如胡萝卜有助于提高机体免疫力，对甲减有辅助治疗作用。猪血低脂、高蛋白，非常适合甲减患者食用。而对于甲亢患者，服用黑豆不仅能提供优质蛋白、碳水化合物、热量，还能补充钙、磷，起到强化骨骼的作用。

【药膳厨房】

栗子烧白菜

原料：栗子肉250克，白菜心200克，鸡汤250克，植物油500克（实耗50克），盐、味精、料酒、白糖、姜丝、葱丝、鸡油、水淀粉各适量。

做法：将栗子肉放入热油中，炸熟，再放入鸡汤中煨酥，捞出。白菜心切条，在沸水中焯一下，捞入凉水中。锅内放植物油烧热，放入姜丝、葱丝，烹入料酒，加入鸡汤、盐、味精、白糖调好口味，把栗子肉和白菜条放入汤内，用小火煨5分钟，加水淀粉收汁，出锅淋入鸡油即成。

功效：滋肾活血，通利五脏。适用于甲亢，症见颈部肿大、有硬节，胃脘胀满，腰膝乏力，神疲倦怠等。

甲状腺功能检查结果

项目	检查数值	正常值	临床意义
促甲状腺激素（TSH）		0.3～5.0mIU/L	升高：原发性甲状腺功能减退症、伴有甲状腺功能低下的桥本甲状腺炎、外源性促甲状腺激素分泌肿瘤（肺、乳腺）、亚急性甲状腺炎恢复期 降低：见于甲状腺功能亢进、垂体性甲状腺功能低下、非促甲状腺激素瘤所致的甲状腺功能亢进
游离三碘甲状腺原氨酸（FT3）		2.0～6.6pmol/L	升高：见于甲状腺功能亢进 降低：见于甲状腺功能减退、慢性活动性肝炎、原发性胆汁性肝硬化等
游离甲状腺素（FT4）		10.3～31.0pmol/L	升高：见于甲状腺功能亢进 降低：见于甲状腺功能减退
三碘甲状腺原氨酸（T3）		1.6～3.0nmol/L	升高：见于甲状腺功能亢进，三碘甲状腺原氨酸型甲状腺功能亢进危象早期、缺碘性甲状腺肿、高甲状腺素结合球蛋白血症 降低：见于甲状腺功能减退、低甲状腺素结合球蛋白血症等
甲状腺素（T4）		65～155nmol/L	升高：甲状腺功能亢进症、高甲状腺素结合球蛋白血症、急性甲状腺炎、亚急性甲状腺炎、急性肝炎等 降低：甲状腺功能减退症、地方性甲状腺肿大、甲状腺炎全切术后、低甲状腺素结合球蛋白血症等

身体各项指标的测量结果

单位/指标	记录周期														
	1	2	3	4	5	6	7	8	9	10	11	12	13	14	15
请填写 **体 重 记 录**															
千克															
请填写 **BMI计 算 结 果**															
数值															
请勾选 **饮 食 记 录**															
过饱															
正常															
不足															
请勾选 **运 动 记 录**															
过量															
正常															
不足															
请勾选 **情 绪 记 录**															
开心															
正常															
忧伤															

注：BMI是体重的指数。BMI=体重（kg）/身高^2（m^2），成年人BMI的正常值在18.5～23.9之间，BMI<18.5是偏瘦，24≤BMI<28是偏胖，28≤BMI≤32是肥胖，BMI>32是过度肥胖。

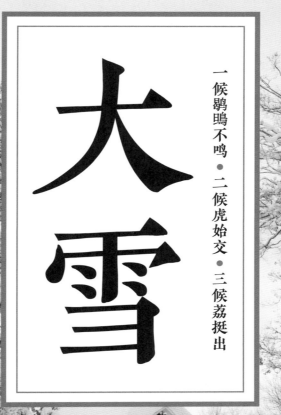

大雪

一候鹖鴠不鸣 • 二候虎始交 • 三候荔挺出

鹖鴠不鸣 鹖鴠是一种长有五色羽毛的雉鸡，生性好斗，经常在夜里鸣叫，冬季时羽毛脱落。大雪过后，鹖鴠停止了鸣叫。

虎始交 老虎，大型猫科动物，毛色浅黄或棕黄色，有黑色横纹，四肢健壮有力，尾粗长，具黑色环纹，发情交配期一般在11月至翌年2月。古人认为，大雪之后阴气由盛转衰，阳气开始萌动，老虎感受到阳气开始交配。

荔挺出 荔挺，一种兰草，形状像蒲草但是要小一些，花没有香味，根部捆扎成一束可做刷子。大雪之后，荔挺开始萌发，长出新芽。

大雪一般在每年公历12月7日或8日，是直接反映降水的节气。"斗指甲，斯时积阴为雪，至此栗烈而大，过于小雪，故名大雪也。"《月令七十二候集解》说："大雪，十一月节，至此而雪盛也。"大雪过后，天气更冷，降雪的可能性及降雪量比小雪时更大了，我国大部分地区的最低温度都降到了0℃或以下，黄河流域一带渐有积雪，而在更北的地方，则被更厚的积雪覆盖了。可见，大雪节气是表示这一时期降大雪的起始时间和雪量程度。"千山鸟飞绝，万径人踪灭"形容大雪时节雪量之大。

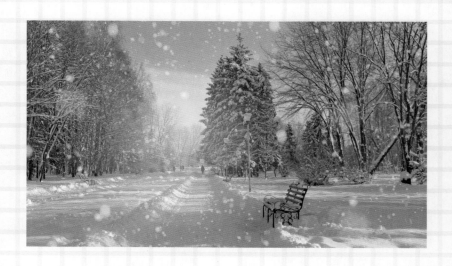

大雪节气的养生，原则是祛寒就温。"顺四时适寒暑"，外出要注意头、颈、胸腹、脚的保暖，头为诸阳之会，不注意保暖，体热会很快从头部散发出去，以至损害人的阳气。注意颈部保暖，预防颈椎病；注意胸腹部

保暖，防止折伤体内阳气，引发心脏病；注意脚部保暖，防止"寒从足生"。可以通过泡脚激发经气，因足少阴肾经行于足

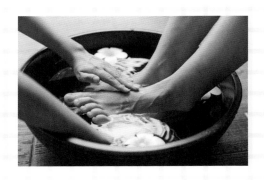

底，肾经酉时（17：00～19：00）最旺，此时泡脚效果最明显。起居要顺应四时规律，宜早睡晚起，早睡养阴精，晚起养阳气，躲避严寒，养精蓄锐。即通过养精神、调饮食、慎房事、适温寒等综合调养以达到强身健体益寿的目的，避免出现感冒、气管炎、支气管炎等呼吸道疾病及心脏病等。

【疾病认知】

甲状腺结节患者的生活调理

甲功正常，轻微甲状腺结节者，无其他不适，可以正常"适碘"饮食，碘摄入量控制在每天120微克内。即每天正常吃饭，每天食盐量不超过6克。不要长期大量食用含碘高的食物，如海带、紫菜、海苔、虾贝等。单纯的甲状腺结节，多数可以通过改善饮食的方式进行调理，可以吃散结的食物，如土豆、红薯、丝瓜、芹菜、油菜、猕猴桃等。此外，刺激性强的食物不要多吃，如辣椒、花椒、生蒜、生葱、韭菜等，避免加重不适症状。

如果确诊为甲状腺功能亢进症，就需要严格"限

碘"饮食，即食用无碘盐，不吃高碘海产品，还要尽量避免使用含碘药物。在考虑不促发结节的情况下，按甲亢患者的饮食要求自己。十字花科食物如圆白菜、甘蓝、萝卜、菜花等，含有微量致甲状腺肿物质，建议伴有甲状腺肿的甲状腺结节患者少吃生的十字花科食物，或经过烹饪、加热再食用，可以大大减少其中的致甲状腺肿物质。要适量增加富含优质蛋白质食物的摄入，多喝水，补充甲亢带来的热量消耗，而且要禁食咖啡、浓茶等，避免加重甲亢带来的精神亢奋，但可摄入抗压减压的食物，如香蕉、西红柿、牛奶、豌豆。

体育锻炼：通过垂钓、慢跑、打太极拳和八段锦等运动缓解精神焦虑、增强身体素质。同时养成良好的生活习惯，避免熬夜，忌烟，远离噪声等。

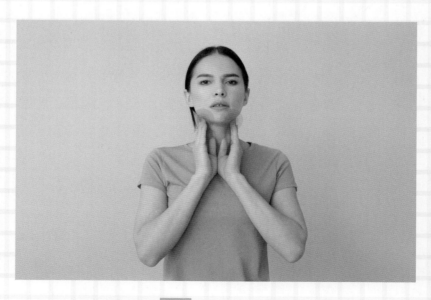

甲状腺结节的中医治疗原则

由于甲状腺结节涉及多种甲状腺疾病，其分型尚无统一标准，治疗方面多从病变脏腑、结节特性及个人体质方面进行论治。并基于其"本虚标实"的病理基础及"气滞、痰浊、瘀血"的病理产物，以理气、祛痰、化瘀、扶正为主，再结合其具体病情及病程变化辅以疏肝、健脾、补肾、补肺、养心、清热、温阳、滋阴、补气等治疗方法。

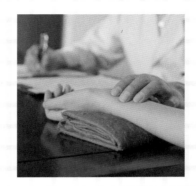

甲状腺疾病的耳针疗法

1.选穴：单纯性甲状腺肿选内分泌、交感，甲亢选神门、肝、脾、皮质下，甲减选脾、脑点、肾上腺。

2.施术：刺入深度应视患者耳郭局部的厚薄灵活掌握，一般刺入皮肤2～3分，以达软骨后毫针站立不摇晃为佳。刺激强度和手法依病情、体质、证型、耐受度等综合考虑。留针15～30分钟，每隔10分钟运针1次，每日1次。

大雪是进补的好时机，民间有"冬天进补，开春打虎"的说法，进补时需要注意不可盲目进补，进补过度会引起燥热，损害身体健康。进补时注意调和五味，不可偏爱一味，在平衡饮食的基础上进补。进补前应先调理脾胃，以加强营养物质吸收。冬季养生的重点在于养肾，肾

脏"恶寒"，此时祛
寒至关重要。多食高
热量、高蛋白、高脂
肪的食物，可选择羊
肉、牛肉、鸡肉、虾
仁等。桂圆、大枣这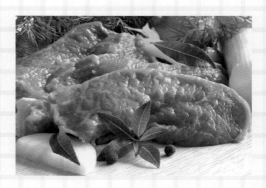
些食物中富含蛋白质及脂肪，产热量多，亦可食用。为使
"阴平阳秘"，防治上火，冬季宜配食鸭肉、鹅肉、莲
藕、黑木耳等护阴之品，尤其是一些体弱多病、精气亏损
的中老年人，以求阴阳平衡。烧菜时可以适当多放一些花
椒、茴香及肉桂等温热佐料，促进血液循环，达到养肾祛
寒，保护阳气的目的。

【药膳厨房】

芝麻龙眼粥

原料：白芝麻30克，龙眼90克，大枣80克，糯米500克，红糖适量。

做法：将龙眼、大枣分别去核洗净待用；淘净糯米放入锅内，加大枣、龙眼、白芝麻，清水适量，用大火煮至六分熟，加入红糖，再煮片刻，待浓稠成粥时即可食用。

功效：健美肌肤、养血乌发、延缓早衰。用于桥本甲状腺炎并发甲状腺功能减退者，症见脱发、疲倦乏力、健忘等。

甲状腺功能检查结果

项目	检查数值	正常值	临床意义
促甲状腺激素（TSH）		0.3～5.0mIU/L	升高：原发性甲状腺功能减退症、伴有甲状腺功能低下的桥本甲状腺炎、外源性促甲状腺激素分泌肿瘤（肺、乳腺）、亚急性甲状腺炎恢复期 降低：见于甲状腺功能亢进、垂体性甲状腺功能低下、非促甲状腺素瘤所致的甲状腺功能亢进
游离三碘甲状腺原氨酸（FT3）		2.0～6.6pmol/L	升高：见于甲状腺功能亢进 降低：见于甲状腺功能减退、慢性活动性肝炎、原发性胆汁性肝硬化等
游离甲状腺素（FT4）		10.3～31.0pmol/L	升高：见于甲状腺功能亢进 降低：见于甲状腺功能减退
三碘甲状腺原氨酸（T3）		1.6～3.0nmol/L	升高：见于甲状腺功能亢进，三碘甲状腺原氨酸型甲状腺功能亢进危象早期、缺碘性甲状腺肿、高甲状腺素结合球蛋白血症 降低：见于甲状腺功能减退、低甲状腺素结合球蛋白血症等
甲状腺素（T4）		65～155nmol/L	升高：甲状腺功能亢进症、高甲状腺素结合球蛋白血症、急性甲状腺炎、亚急性甲状腺炎、急性肝炎等 降低：甲状腺功能减退症、地方性甲状腺肿大、甲状腺炎全切术后、低甲状腺素结合球蛋白血症等

请记录
身体各项指标的测量结果

单位/指标	记录周期														
	1	2	3	4	5	6	7	8	9	10	11	12	13	14	15
请填写 体 重 记 录															
千克															
请填写 BMI计算结果															
数值															
请勾选 饮 食 记 录															
过饱															
正常															
不足															
请勾选 运 动 记 录															
过量															
正常															
不足															
请勾选 情 绪 记 录															
开心															
正常															
忧伤															

注：BMI是体重的指数。BMI=体重（kg）/身高^2（m^2），成年人BMI的正常值在18.5~23.9之间，BMI<18.5是偏瘦，24≤BMI<28是偏胖，28≤BMI≤32是肥胖，BMI>32是过度肥胖。

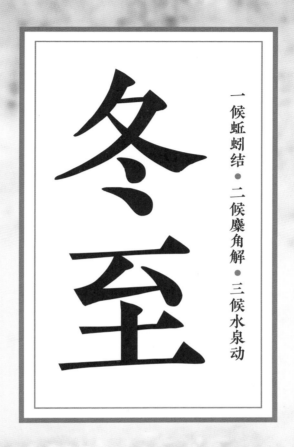

冬至

一候蚯蚓结 • 二候麋角解 • 三候水泉动

蚯蚓结 蚯蚓俗称地龙，在夏至时钻出土壤。古人认为蚯蚓是阴曲阳伸的动物，冬至时阳气虽已增长，但阴气仍然十分强盛，土壤中的蚯蚓仍然蜷缩着身体。冬至虽然气温有所回暖，但总体还是寒冬，因此蚯蚓会继续在土壤中休眠。

麋角解 麋即麋鹿，又名"四不像"，因其头像马、角像鹿、蹄像牛、尾巴像驴，因此得名四不像。古人认为麋鹿的角朝后生，属性为阴，因冬至阳气微升，麋鹿感受阴气减退而解角。

水泉动 古人认为冬至以后阳气萌发，因此井水开始上涌。冬至后日照时间延长，山中泉水开始流动。

冬至一般在每年公历12月21日、22日或23日，"斗指戊，斯时阴气始至明，阳气之至，日行南至，北半球昼最短，夜最长也。"《月令七十二候集解》说："十一月中，终藏之气至此而极也。"冬至是中国农历中一个非常重要的节气。冬至这天，阳光几乎直射南回归线，是北半球一年中白昼最短的一天。古人对冬至的说法是："阴极之至，阳气始生，日南至，日短之至，日影长之至。"故冬至日太阳高度最低，日照时间最短，地面吸收的热量比散失的热量少，冬至后便开始"数九"。

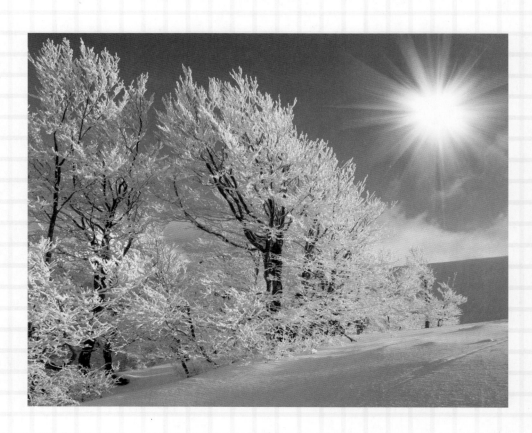

【节气养生】

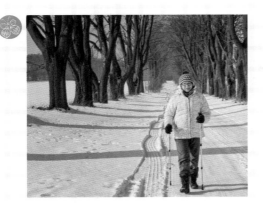

冬至节气的养生原则是补肾填精。冬至时分，生命运动开始由盛转衰，由动转静。"冬至一阳生"，阴极而生阳。阳气初生，犹如育苗、怀孕，需精心调养，因此冬至也是养生的大好时机，首要任务是做好防寒保暖，顾护人体阳气；避免房劳，损伤人体肾阳，因肾阳为元阳之本；适当运动，激发体内阳气生发，此外要注意精神少虑、畅达乐观、心态平和、气机调畅，方可精力旺盛防早衰，体力旺盛而延年。

【疾病认知】

桥本甲状腺炎患者的生活调理

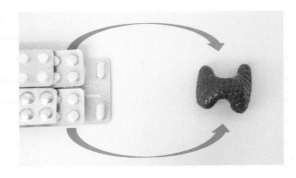

桥本甲状腺炎是自身免疫性甲状腺炎中的常见类型，也是内分泌科最常见的疾病之一。多与先天禀赋不足、情志刺激、饮食及水土失宜有关。患者要有积极的抗病心态，医者应理解、同情、关怀患者。高碘饮食可能是诱发本病发病的主要环境因素，有甲状腺疾病家族史或甲状腺疾病风险的患者应避免摄入过量的碘。另外，膳食应以清淡、易消化、富有营养为原则，多食碳水化合物及蔬果，少食辛辣刺激、肥甘厚腻等食物。此外，患者平时可进行一些传统的运动锻炼，动静结合方能形神舒畅，心神安和，阴阳协调，消解不良情绪，如气功、散步、慢跑、打太极拳和八段锦等，对于怡养情志都是不错的运动方式。

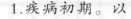
中药分期治疗甲状腺炎

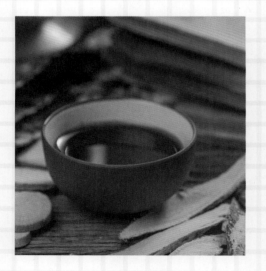

甲状腺炎治疗原则为清热解毒，化痰（活血）消瘿。临床可根据病程长短、甲状腺肿痛程度及兼证等情况，分别选用疏风清热、疏肝泄热、滋阴清热等治法。

1.疾病初期。以清热解毒，利咽散肿为主，药用金银花、连翘、板蓝根、蒲公英、白花蛇舌草、马勃、牛蒡子、桔梗、玄参、紫花地丁、夏枯草、浙贝母等。

2.疾病中期。治疗侧重疏肝理气，化痰散结。药用柴胡、薄荷、当归、白芍、川芎、牛蒡子、栀子、夏枯草、

【中医视角】

牡蛎等。

3.疾病后期。以养阴清热，化痰散结为主，兼调气血与阴阳。药用黄芪、党参、麦冬、玄参、白芍、五味子、夏枯草、浙贝母、牡蛎、山慈菇、当归、茯苓等。

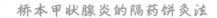

桥本甲状腺炎的隔药饼灸法

1.取穴：取穴分2组。一组为天突、膻中、中脘、关元；一组为大椎、肾俞（双）、命门。

2.施术：将含有附子、丹参、肉桂、木香、红花等中药粉以黄酒调和制成厚约0.5厘米、直径约2厘米的药饼，中间用针扎数孔。用模具将2克艾绒制成底直径2厘米、高约2厘米的圆锥形艾炷。施灸时将艾炷置于药饼上，再将药饼放于所选穴位处，每次治疗取1组穴位，2组穴位交替施灸，每次每穴灸2壮。每周治疗3次，共治疗12周。

3.主治：桥本甲状腺炎伴有脾肾阳虚证者，症见颈前肿大或堵塞感，神疲乏力，面浮肢肿，畏寒怕冷，食欲减退，反应迟钝，小便频数，女子月经失调。舌胖大，苔白滑，脉沉迟者。

冬至这天，阴气最盛，盛极而衰，阳气开始生发，人体最容易吸收营养物质，因此冬至前后是进补的最佳时机。应注意增加糖类和维生素的摄取，首选热量高的食物和富含蛋白质的食物，如鸡肉、羊肉、牛肉、鲫鱼、鹌鹑等。还可多吃些苦味食物，以补益心脏，增强肾脏功能，如槟榔、橘子、猪肝、羊肝、莴苣等。搭配选用高钙食物，如牛奶、虾皮、豆制品、带鱼、

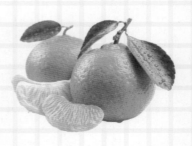

白萝卜、小白菜、茴香、芹菜、胡萝卜、西红柿、猕猴桃、桂圆、大枣等。在饮食上多吃一些以温热为主的食物，少食冷饮、海鲜等寒性食物。鸡肉不仅有容易被人体吸收的优质蛋白，可增强体力，其含有的B族维生素有助于改善甲减患者的食欲。猪肉富含铁、硒、钾多种维生素，可强身健体，预防甲状腺疾病。鹌鹑含碘、硒比较丰富，氨基酸种类齐全，对于缺碘导致的单纯性甲状腺肿有很好的食疗效果。

【药膳厨房】

莲子猪肚丝

原料：猪肚1个，莲子40颗，香油、葱花、姜末、蒜末、盐各适量。

做法：将猪肚洗净，莲子水发去心，装入猪肚内，用线缝合，放锅内加水炖至熟。熟后待凉，将猪肚切成细丝，与莲子共置盘中，加香油、葱花、姜末、蒜末、盐，拌匀即可。佐餐食用。

功效：健脾益胃，补虚益气。适用于甲状腺疾病伴形体消瘦者，食用此药膳能增强体质，使肌肉丰满。

甲状腺功能检查结果

项目	检查数值	正常值	临床意义
促甲状腺激素（TSH）		0.3～5.0mIU/L	升高：原发性甲状腺功能减退症、伴有甲状腺功能低下的桥本甲状腺炎、外源性促甲状腺激素分泌肿瘤（肺、乳腺）、亚急性甲状腺炎恢复期 降低：见于甲状腺功能亢进、垂体性甲状腺功能低下、非促甲状腺激素瘤所致的甲状腺功能亢进
游离三碘甲状腺原氨酸（FT3）		2.0～6.6pmol/L	升高：见于甲状腺功能亢进 降低：见于甲状腺功能减退、慢性活动性肝炎、原发性胆汁性肝硬化等
游离甲状腺素（FT4）		10.3～31.0pmol/L	升高：见于甲状腺功能亢进 降低：见于甲状腺功能减退
三碘甲状腺原氨酸（T3）		1.6～3.0nmol/L	升高：见于甲状腺功能亢进，三碘甲状腺原氨酸型甲状腺功能亢进危象早期、缺碘性甲状腺肿、高甲状腺素结合球蛋白血症 降低：见于甲状腺功能减退、低甲状腺素结合球蛋白血症等
甲状腺素（T4）		65～155nmol/L	升高：甲状腺功能亢进症、高甲状腺素结合球蛋白血症、急性甲状腺炎、亚急性甲状腺炎、急性肝炎等 降低：甲状腺功能减退症、地方性甲状腺肿大、甲状腺炎全切术后、低甲状腺素结合球蛋白血症等

身体各项指标的测量结果

单位/指标	记录周期														
	1	2	3	4	5	6	7	8	9	10	11	12	13	14	15
请填写 **体 重 记 录**															
千克															
请填写 **BMI计算结果**															
数值															
请勾选 **饮 食 记 录**															
过饱															
正常															
不足															
请勾选 **运 动 记 录**															
过量															
正常															
不足															
请勾选 **情 绪 记 录**															
开心															
正常															
忧伤															

注：BMI是体重的指数。BMI=体重（kg）/身高^2（m^2），成年人BMI的正常值在18.5～23.9之间，BMI<18.5是偏瘦，24≤BMI<28是偏胖，28≤BMI≤32是肥胖，BMI>32是过度肥胖。

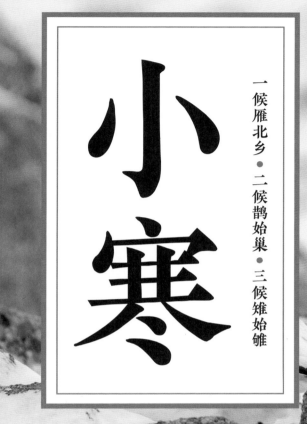

小寒

一候雁北乡 · 二候鹊始巢 · 三候雉始雊

雁北乡 小寒时节，大雁向北飞回故乡。古人认为大雁是顺阴阳而迁徙，此时阳气已动，所以大雁开始向北迁徙。大雁每一次迁徙都要经过1~2个月的时间，到达北方时正值春天。

鹊始巢 鹊指喜鹊，一种益鸟，雌雄羽色相似，头、颈、背至尾部均为黑色，双翅黑色，翅上有大形白斑。此时北方到处可见喜鹊在高大的乔木上筑巢。

雉始雊 雉，指野鸡；雊，为鸣叫的意思。野鸡在小寒结束时，感受到天气的变化，出现在野外并开始鸣叫。

【节气概述】

小寒一般在每年公历1月5日或6日，与夏季的小暑相对应，是反映寒冷程度的气温类节气。"斗指戊为小寒，时天气渐寒，尚未大寒，故名小寒。"《月令七十二候集解》中说"月初寒尚小……月半则大矣"，"小寒大寒，冷成冰团。"小寒节气处于"二九"的末期，小寒过后，进入"三九"，就迎来了一年中最寒冷的日子。

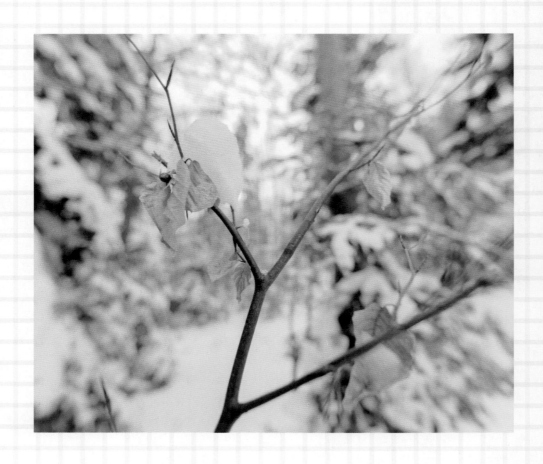

小寒节气的养生原则是温肾壮阳。小寒天气愈加寒冷，人体热能消耗较大，要增加食物抵御寒邪侵袭。"寒从足生"，小寒时节，要注意足部保暖，睡觉前温水泡脚，用力揉搓脚心，补肾强心，延缓衰老。采用鼻吸口呼的呼吸方式，鼻子吸气，嘴巴微张开，舌头卷起抵上腭，让空气从牙缝中出入，这样不仅对呼吸道起到保护作用，还可以补益肾精。冬日万物敛藏，养生应顺应自然界收藏之势，收藏阴精，使精气内聚，以润五脏。

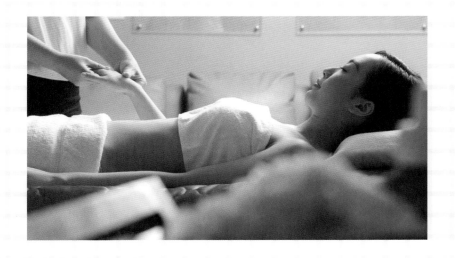

甲状腺相关性眼病的临床表现

眼部的临床表现因轻重不同而分为单纯性（良性）突眼和浸润性（恶性）突眼。单纯性（良性）突眼主要表现为突眼、眼裂增大、上眼睑挛缩、下视眼睑迟落、瞬目减少、辐辏不良，少数患者出现复视及眼睑下垂。浸润性（恶性）突眼除突眼外，还伴有眼睛疼痛、流泪、畏光、充血、水肿，甚至角膜溃疡、穿孔、失明等。

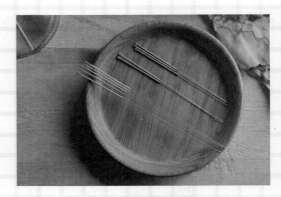

【中医视角】

甲状腺相关性眼病的中医治疗原则

中医学将甲亢性突眼称为"目突出眶""神目自眐""状如鱼胞"等，本病发生多因情志不畅，肝失调达，日久气郁化火，肝火上逆或煎熬津液，炼液成痰，痰火内结，使脏腑功能失调，气血不得疏达，导致痰毒生成，痰毒邪结聚于目周，形成以突眼为主的多种见症。在分期论治方面，多将本病分为两期，即气郁化火证（浸润期）及阴虚阳亢证（非浸润期）；在分证论治方面，多将本病分为肝火亢盛、脾虚湿阻、肝肾阴虚三个证型，同时可兼有痰瘀阻络、脾虚痰毒内阻、肝肾阴虚痰毒内阻三个兼证，治疗上可从清肝明目、健脾补肾、清热解毒、清利湿热等方面着手，进行辨证论治。同时可根据病情采用多种中医外治法，诸如针刺治疗、雷火灸治疗、推拿治疗、中药熏洗等中医传统特色疗法。

【中医调治】

甲状腺功能亢进症及相关突眼的针灸常用腧穴

1.风池：属足少阳胆经，胆经起于目锐眦，益气祛风，可治疗头面五官病，包括多种目疾。

2.上天柱：位于天柱穴上五分处，为金舒白老先生治疗甲亢性突眼的经验效穴。从神经解剖学角度来看，上天柱穴位于枕大神经干上，而枕大神经的走行正是由颈部经头顶至眼区，针刺上天柱穴可使"气至"眼区。

3.合谷：手阳明大肠经之原穴，长于清泻阳明之郁热、疏解面齿之风邪、通调头面之经络，是治疗热病及头面五官疾患之要穴、调理人体气机之大穴。

4.三阴交：足三阴经交会之处，健脾和胃、滋肾养阴、行气活血、疏经通络，主治阴虚诸症。

5.攒竹：属足太阳膀胱经，聚膀胱经气血转化为阳热之气，疗眼疾。

6.阳白：足少阳胆经和阳维脉之会，在瞳孔直上，眉上1寸，主治头目疾患，属治疗眼疾的近部取穴。

【应时而食】

小寒时节的食疗养生重点是减甘增苦，补心助肺，调理肾脏，保护胃气。养肾宜多食粥，晨起服热粥，晚餐节食，以养胃气，增强营养物质的吸收。可常吃粥类食物，如羊肉粥补阳祛寒，小麦粥养心除烦，芝麻粥益精养阴，茯苓粥健脾养胃，大枣粥益气养阴。冬季寒冷，可多食用一些温热食物以补益身体，防御寒冷气候对人体的侵袭，切不要贪恋腻厚、辛辣的食品，防止加重肠胃负担。冬季气候干燥寒冷，室

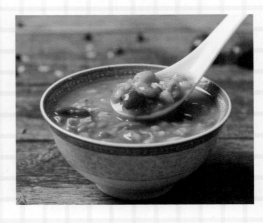

内暖气更感燥热，以防"上火"长痘，宜补气润燥，除粥类食品外，甘润之品，如梨也为最佳的水果。甲减患者忌高胆固醇及反式脂肪酸食物，如奶油、动物脑及内脏，尤其是蛋糕、饼干中有人造奶油不宜多食，可食用芹菜以降低血脂，对甲减患者的胆固醇增高有预防作用。

【药膳厨房】

麦冬沙参玉竹煲鸭肉

原料：番鸭500克，麦冬、沙参、玉竹各6克，盐适量。

做法：将番鸭洗净，斩成数块，加入麦冬、沙参、玉竹共煲至番鸭骨肉分离，加入盐调味即成。

功效：滋阴生津，护肤润燥。适用于甲状腺疾病后期出现咽干口燥、皮肤干燥等阴虚火旺症状者。

甲状腺功能检查结果

项目	检查数值	正常值	临床意义
促甲状腺激素（TSH）		0.3～5.0mIU/L	升高：原发性甲状腺功能减退症、伴有甲状腺功能低下的桥本甲状腺炎、外源性促甲状腺激素分泌肿瘤（肺、乳腺）、亚急性甲状腺炎恢复期 降低：见于甲状腺功能亢进、垂体性甲状腺功能低下、非促甲状腺素瘤所致的甲状腺功能亢进
游离三碘甲状腺原氨酸（FT3）		2.0～6.6pmol/L	升高：见于甲状腺功能亢进 降低：见于甲状腺功能减退、慢性活动性肝炎、原发性胆汁性肝硬化等
游离甲状腺素（FT4）		10.3～31.0pmol/L	升高：见于甲状腺功能亢进 降低：见于甲状腺功能减退
三碘甲状腺原氨酸（T3）		1.6～3.0nmol/L	升高：见于甲状腺功能亢进，三碘甲状腺原氨酸型甲状腺功能亢进危象早期、缺碘性甲状腺肿、高甲状腺素结合球蛋白血症 降低：见于甲状腺功能减退、低甲状腺素结合球蛋白血症等
甲状腺素（T4）		65～155nmol/L	升高：甲状腺功能亢进症、高甲状腺素结合球蛋白血症、急性甲状腺炎、亚急性甲状腺炎、急性肝炎等 降低：甲状腺功能减退症、地方性甲状腺肿大、甲状腺炎全切术后、低甲状腺素结合球蛋白血症等

请记录
身体各项指标的测量结果

单位/指标	记录周期														
	1	2	3	4	5	6	7	8	9	10	11	12	13	14	15
请填写 **体 重 记 录**															
千克															
请填写 **BMI 计 算 结 果**															
数值															
请勾选 **饮 食 记 录**															
过饱															
正常															
不足															
请勾选 **运 动 记 录**															
过量															
正常															
不足															
请勾选 **情 绪 记 录**															
开心															
正常															
忧伤															

注：BMI是体重的指数。BMI=体重（kg）/身高^2（m^2），成年人BMI的正常值在18.5～23.9之间，BMI<18.5是偏瘦，24≤BMI<28是偏胖，28≤BMI≤32是肥胖，BMI>32是过度肥胖。

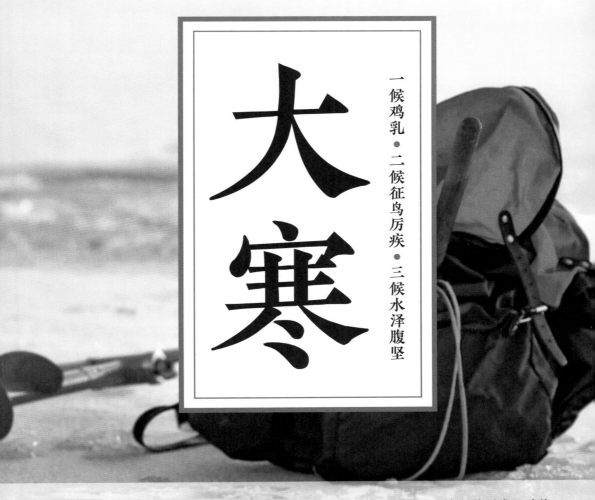

大寒

一候鸡乳 • 二候征鸟厉疾 • 三候水泽腹坚

鸡乳 鸡是家禽的一种，家鸡由野生的原鸡驯化而来，已有4000多年的历史，鸡的种类有火鸡、乌鸡、野鸡等。大寒时节，母鸡开始孵化小鸡。

征鸟厉疾 征鸟指鹰隼等猛禽。厉疾，迅速而猛烈。大寒之后，鹰隼正处于捕食能力极强的状态，在空中盘旋寻找猎物，抓紧补充能量，抵御严寒的冬季。

水泽腹坚 水泽，指江河湖泊等水域。腹，即中部、中央。坚，即坚硬、坚固。大寒之后，天气依旧寒冷，太阳照射的能量不足以融化坚冰，水域中央已经结冰，而且很坚固。

大寒一般在每年公历1月20日或21日，与夏季的大暑相对应，是反映寒冷程度的气温类节气。"斗指癸为大寒，时大寒栗烈已极，故名大寒也。"《月令七十二候集解》："十二月中，解见前（小寒）""大寒为中者，上形于小寒，故谓之大……寒气之逆极，故谓大寒"，表示最寒冷的时期到来，但此时天气虽然寒冷，气温却是由低渐高的，比小寒时要稍暖和一些。北方地区寒潮、大风来袭，冰天雪地、天寒地冻，"千里冰封，万里雪飘"景象跃然眼前。所谓"旧雪未及消，新雪又拥户。阶前冻银床，檐头冰钟乳"，应是这般景象。

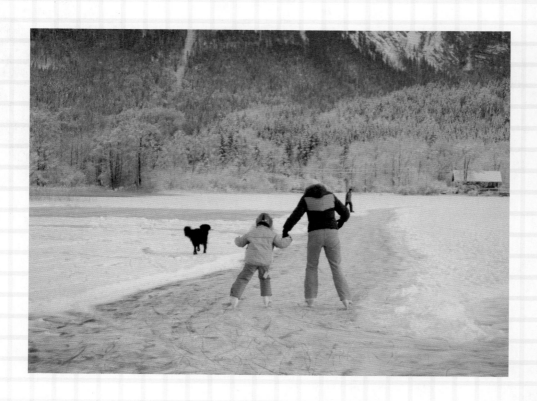

【节气养生】

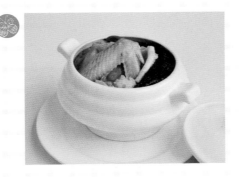

大寒的养生原则是养精护阳，藏而不泻，防风御寒，壮腰肾强筋骨。注重"补""养"，补气、补血、养藏、养阴，当以收敛、封藏为主。一是不可过度出汗，耗伤阳气；二是不可过度疲劳，耗散精气，两者均可影响精神。东北冬季外面寒冷，室内温暖干燥，宜多晒太阳强筋骨，多饮温水防燥病，早卧晚起，必待日光，适度运动，保暖驱寒。避免房事过多，以培固先天之本。早晚室内通风换气，保持室内温度，多喝温水，可坚持冷水洗脸，增加机体的抗寒能力。

【疾病认知】

甲状腺疾病与骨质疏松症

甲状腺疾病是常见的内分泌疾病之一，甲状腺疾病患者异常的甲状腺激素水平导致机体的内分泌代谢紊乱，其中包括骨代谢的异常

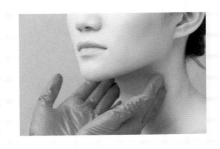

与紊乱、骨吸收和重建的失衡，通常表现为骨质疏松。研究表明甲状腺激素对骨骼的作用具有十分重要的意义。骨质疏松症分为原发性和继发性两大类。甲状腺疾病是引起继发性骨质疏松症的重要病因之一。适当水平的甲状腺激

素对骨骼的生长发育和重建至关重要，甲亢、甲减时，因正常骨代谢受到干扰，导致患骨质疏松症和骨折风险增加。治疗时，首先要治疗原发病，即积极纠正甲状腺功能；其次为抗骨质疏松治疗并防止骨折发生。一般措施是进食含钙丰富、低盐和适量蛋白质的膳食，适当进行户外运动，以增加阳光照射，提高机体的协调能力，防止摔跤，避免酗酒和嗜烟，慎用可能影响骨骼健康的药物。

甲状腺相关性骨质疏松症的中医治疗原则

骨质疏松症是现代医学病名，中医古籍中无明确记载，根据其临床所表现出的症状，大致与中医文献所记载的"骨痿""骨痹"相类似。

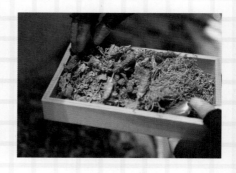

中医根据甲状腺功能减退临床表现，分为"瘿病""虚劳"。虚劳一般病程较长，气血亏虚，不能滋养全身，引发痿证，故可分为瘿病合并痿证及虚劳合并痿证。

1.瘿病合并痿证的辨证论治：肝肾亏虚证予天王补心丹合济生肾气丸加减；气郁血瘀证予逍遥散合并补阳还五汤加减；脾肾两虚证予济生肾气丸合四君子汤加味。

2.虚劳合并痿证的辨证论治：气虚证予四君子汤加减；血虚证予八珍汤加减；阳虚证予金匮肾气丸加减。

【中医调治】

甲状腺疾病的耳穴压籽疗法

1.取穴：取甲状腺、内分泌、皮质下、肾、脑干、神门、心、交感穴。

2.施术：选用王不留行籽，分别贴在0.5厘米×0.5厘米胶布中央，边按压边用拇指指腹和中指指尖分别从耳郭内外侧压迫按摩耳压穴位，直至出现局部皮肤微红、灼热感、胀痛感至忍耐不住时为止。隔日交换1次，每次更换4个穴位，两耳交替进行耳压。患者自己也要每天按摩3～5次，每次按摩须出现上述反应为止。

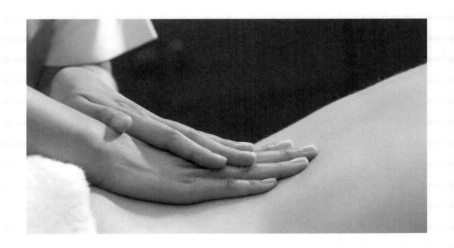

【应时而食】

大寒时节的饮食原则宜辛温，藏热量。辛温之品对抗感冒，高热量食品可御寒。应多摄入含糖类和脂肪类的食物，如牛肉、羊肉、鸡肉等。在调味品上，可选用一些辛辣品类，如姜、葱、蒜等，但是不可过量。适当食用一些能驱散风寒的食物，如紫苏叶、生姜、当归、大葱、辣椒、花椒、桂皮等，可预防感冒。这个时节宜温补，多吃红色果蔬，如红辣椒、大枣、胡萝卜、樱

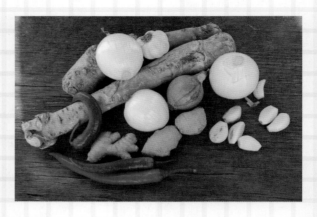

桃、红苹果。植物的根茎是蕴藏能量的仓库，多吃根茎类蔬菜，如芋头、红薯、山药、土豆、南瓜等，因食物中所具有丰富的淀粉及多种维生素、矿物质，可快速提升人体的抗寒能力。土豆能为甲亢患者提供碳水化合物，保持身体热量的供给，同时土豆中含钾，有利于身体钾、钙的平衡，帮助甲状腺疾病患者强壮骨骼。

【药膳厨房】

炒山慈菇片

原料：生山慈菇250克，植物油、醋、盐各少许。

做法：将生山慈菇去皮后洗净切片，用植物油炒熟后，加入盐、醋拌匀即可食用。

功效：化瘀散结。适用于甲状腺炎后期症见颈部有小结节、可随吞咽上下活动者。

甲状腺功能检查结果

项目	检查数值	正常值	临床意义
促甲状腺激素（TSH）		0.3 ~ 5.0mIU/L	升高：原发性甲状腺功能减退症、伴有甲状腺功能低下的桥本甲状腺炎、外源性促甲状腺激素分泌肿瘤（肺、乳腺）、亚急性甲状腺炎恢复期 降低：见于甲状腺功能亢进、垂体性甲状腺功能低下、非促甲状腺激素瘤所致的甲状腺功能亢进
游离三碘甲状腺原氨酸（FT3）		2.0 ~ 6.6pmol/L	升高：见于甲状腺功能亢进 降低：见于甲状腺功能减退、慢性活动性肝炎、原发性胆汁性肝硬化等
游离甲状腺素（FT4）		10.3 ~ 31.0pmol/L	升高：见于甲状腺功能亢进 降低：见于甲状腺功能减退
三碘甲状腺原氨酸（T3）		1.6 ~ 3.0nmol/L	升高：见于甲状腺功能亢进，三碘甲状腺原氨酸型甲状腺功能亢进危象早期、缺碘性甲状腺肿、高甲状腺素结合球蛋白血症 降低：见于甲状腺功能减退、低甲状腺素结合球蛋白血症等
甲状腺素（T4）		65 ~ 155nmol/L	升高：甲状腺功能亢进症、高甲状腺素结合球蛋白血症、急性甲状腺炎、亚急性甲状腺炎、急性肝炎等 降低：甲状腺功能减退症、地方性甲状腺肿大、甲状腺炎全切术后、低甲状腺素结合球蛋白血症等

身体各项指标的测量结果

单位/指标	记录周期														
	1	2	3	4	5	6	7	8	9	10	11	12	13	14	15
请填写 **体 重 记 录**															
千克															
请填写 **BMI计算结果**															
数值															
请勾选 **饮 食 记 录**															
过饱															
正常															
不足															
请勾选 **运 动 记 录**															
过量															
正常															
不足															
请勾选 **情 绪 记 录**															
开心															
正常															
忧伤															

注：BMI是体重的指数。BMI=体重（kg）/身高^2（m^2），成年人BMI的正常值在18.5～23.9之间，BMI<18.5是偏瘦，24≤BMI<28是偏胖，28≤BMI≤32是肥胖，BMI>32是过度肥胖。